ENERGIA

ENERGIA

NOVAS DIMENSÕES da BIOENERGÉTICA HUMANA

ROBSON PINHEIRO

orientado pelos espíritos

Joseph Gleber,

André Luiz e

José Grosso

casa dos espíritos

1ª edição | março de 2008 | 10.000 exemplares
2ª edição | maio de 2008 | 8.000 exemplares
3ª reimpressão | agosto de 2011 | 2.000 exemplares
4ª reimpressão | maio de 2012 | 2.000 exemplares
5ª reimpressão | março de 2013 | 2.000 exemplares
6ª reimpressão | janeiro de 2014 | 2.000 exemplares
7ª reimpressão | setembro de 2014 | 2.000 exemplares
8ª reimpressão | outubro de 2015 | 2.000 exemplares
9ª reimpressão | fevereiro de 2017 | 2.000 exemplares
10ª reimpressão | maio de 2021 | 1.000 exemplares
11ª reimpressão | dezembro de 2022 | 1.000 exemplares

CASA DOS ESPÍRITOS EDITORA
Avenida Álvares Cabral, 982, sala 1101
Belo Horizonte | MG | 30170-002 | Brasil

Tel.: +55 31 3304 8300
www.casadosespiritos.com
editora@casadosespiritos.com.br

Dados Internacionais de Catalogação na Publicação [CIP]
[Câmara Brasileira do Livro | São Paulo | SP | Brasil]

Gleber, Joseph (Espírito).

Energia: novas dimensões da bioenergética humana / orientado pelos espíritos Joseph Gleber, André Luiz e José Grosso; [psicografado por] Robson Pinheiro. – Contagem, MG: Casa dos Espíritos, 2008.

ISBN 978-85-99818-02-2

1. Bioenergética 2. Energia vital – Uso terapêutico 3. Espiritismo 4. Holismo 5. Psicografia I. Luiz, André. II. Pinheiro, Robson. III. Título.

08-02141 CDD: 133.93

Índices para catálogo sistemático:
1. Bioenergética humana e holística: Orientações espirituais psicografadas: Espiritismo 133.93

A DR. HERCULANO.

UM HOMEM, um cientista da alma, um sacerdote da vida. Devo a ele o prosseguimento de minhas atividades e a qualidade de vida que hoje tenho. Com certeza, trata-se de alguém que honra seu sacerdócio: a medicina. E, como sacerdote da vida, é um instrumento das forças superiores do bem e da luz, pois não mede esforços para incentivar, preservar e salvar vidas. Honrando seu mandato de homem de bem, deixa sua marca, suas pegadas nos corações e nas vidas que preserva e salva. Pela primeira vez, em minhas peregrinações, encontrei um homem que está acima do seu título. Um ser humano que faz com que as pessoas se sintam humanas, aconchegadas, especiais e importantes junto dele. Herculano, um homem com visão e atitudes à frente do seu tempo e com uma postura digna de representar a mais alta expressão da ciência – a vida.

SUMÁRIO

APRESENTAÇÃO

POR ROBSON PINHEIRO

ANTES DE TUDO, quero esclarecer a origem deste livro e do conteúdo aqui expresso. Seria injusto e desleal de minha parte se deixasse você, leitor, pensar que estes conhecimentos são fruto exclusivamente do meu arquivo mental. De forma alguma. Quero manifestar reconhecimento e fazer desde já uma homenagem às consciências extrafísicas que me orientaram neste projeto e que me orientam no dia-a-dia. Os espíritos Joseph Gleber, especialmente, assim como André Luiz e José Grosso contribuíram, ao longo de anos de trabalho, em experiências fora do corpo, incentivando-me ao estudo.

Fora do corpo físico participo semanalmente de estudos dirigidos por Joseph Gleber, autor extrafísico de outros livros em parceria comigo, tais como *Medicina da alma*, *Além da matéria* e *Consciência*. Como fruto desses estudos, mantenho um registro, no plano extrafísico, de todas as observações e deduções levadas a efeito, o que eventualmente me permite compartilhar com tais amigos a tarefa de transmitir ensinamentos e conhecimentos. Desse modo, recorro com alguma freqüência a esses registros para me capacitar, tendo em vista as tarefas que desempenho na dimensão física. É claro que tais esboços, ocorrências e registros estão recheados da minha interpretação; sobretudo, refletem a forma particular como tenho aprendido com os instrutores aos quais credito esta obra. Portanto, podemos dizer que, de maneira geral, este livro faz parte de uma espécie de iniciação espiritual numa área muito específica – a manipulação das energias naturais e das artificiais ou "geradas", conforme me ensinaram os amigos extrafísicos citados.

SUBITEM 0.1

Criações mentais

SEGUNDO NOS relatam as inteligências extrafísicas, o planeta Terra é um organismo vivo e pulsante; interage com as inteligências encarnadas e desencarnadas, as quais irradiam pensamentos ininterruptamente. Esses pensamentos manifestam-se ora como ondas, ora como raios, que partem da fonte geradora e produzem uma espécie de associação, mais ou menos duradoura, com outras imagens mentais ou formas-pensamento. A durabilidade dessa associação é proporcional à qualidade e à intensidade da força que mantém coesos tais pensamentos afins.

Entendemos, a partir daí, que os pensamentos de ordem superior, ao circularem em torno da atmosfera psíquica do planeta, compõem um cinturão de correntes mentais que abastece as inteligências encarnadas e desencarnadas que se sintonizam com elementos dessa natureza. Assim é que artistas, sensitivos, cientistas, médiuns e todos aqueles que mantêm uma atividade mental superior, desenvolvendo seus raciocínios e buscando inspiração para qualquer tipo de tarefa com objetivos nobres, acabam por se sintonizar com correntes mentais de ordem elevada. Pietro Ubaldi foi provavelmente quem melhor definiu essas associações mentais superiores, denominando-as *noúres*. As noúres refletem os pensamentos de todos os seres elevados, o conhecimento universal, e constituem-se na maior fonte de inspiração superior para os habitantes do planeta Terra.

Processo análogo ocorre com os pensamentos considerados inferiores.

Fundamentados em informações dos espíritos e de diversos pesquisadores encarnados, sabemos da capacidade de emissão da mente humana, que se define em termos qualitativos, por meio das vibrações, ou em relação à sua freqüência, que pode ser alta ou baixa. Por outro lado, as ondas formadoras das correntes de pensamento, que circundam a aura magnética dos seres humanos e do planeta, são tão mais fortes quanto mais fortes e elevados forem os pensamentos e sentimentos que se mesclaram no ato mental. Sendo assim, tanto a classificação ou a qualidade quanto a duração das ondas mentais estão subordinadas aos sentimentos e à elevação de intenções ou propósitos da mente geradora. As correntes de pensamento alcançam maior freqüência vibratória à medida que ficam impregnadas do desejo de ajudar, esclarecer, progredir e amar.

Diante do exposto, fica patente que o poder dos indivíduos que buscam o desenvolvimento espiritual e que trabalham pelo bem, pelo amor e pelo progresso supera grandemente a condição daquelas mentes enfermiças que ainda não despertaram para as noções de melhoramento, renovação e aperfeiçoamento. Lembro-me de Gandhi, quando afirmou que "Se um único homem chega à plenitude do amor, neutraliza o ódio de milhões". Desenvolvendo a reflexão do Mahatma, talvez possamos concluir que, se milhares de indivíduos compreenderem que podem expressar nem que seja uma diminuta parcela de amor, em forma de cooperação, solidariedade, honestidade, lealdade, neutralizaremos o ódio daqueles que ainda permanecem ignorantes das leis da vida.

Uma das coisas que determina fortemente a elevação da freqüência vibratória do pensamento é o amor desinteressado. E é claro que o contrário também é verdadeiro: o egoísmo, as paixões aviltantes, a falta de sintonia com os elementos de progresso produzem um rebaixamento das vibrações dessas correntes mentais. Elas passam a formar uma espécie de egrégora, ou seja, um conjunto de formas-pensamento que gravitam muito próximo à esfera física. Aqueles seres que sintonizam com a mágoa, a tristeza, a indiferença, o egoísmo e os interesses mesquinhos captam dessa egrégora elementos mentais que abastecem esses pensamentos e sentimentos desorganizados e desinteressantes para o progresso humano.

Dessa maneira, deduz-se quanto é valiosa a reeducação dos impulsos da alma. Selecionar o alimento mental passa a ser tão ou mais importante que escolher o alimento material. Conhecer-se para detectar a fonte das emoções desequilibradas passa a ser condição *sine qua non* para uma vida digna de filho de Deus, para uma existência feliz. Sentimentos e emoções de baixo teor, como os descritos no parágrafo anterior, serão detectados pelo ser que busca espiritualizar-se, com a máxima prontidão possível, a fim de que sejam compreendidos e transmutados. Esse exercício possibilitará uma plantação de qualidade, com uma colheita de resultados compensadores.

SUBITEM 0.2

Imersos num mar de noúres

CONHECENDO um pouco mais sobre o mecanismo de funcionamento das criações mentais, podemos compreender onde se localiza a fonte de inspiração para escritores, oradores, médiuns, cientistas e outras pessoas que têm o interesse de esclarecer, incentivar o progresso e impulsionar a evolução humana. Fica mais claro como ocorre o trânsito das informações, chamadas pelos encarnados de *inspiração*. Além de desenvolverem raciocínio próprio, ocorre também que tais indivíduos, durante os momentos de desprendimento do corpo ou mesmo na vida intrafísica, em vigília, conseguem conectar-se às correntes mentais de ordem superior que circundam a aura do planeta. São médiuns, muitas vezes inconscientes do que se processa nesse instante sublime de conexão com os valores e os conhecimentos arquivados na memória astral do mundo.

Eis por que encontramos muitos pensadores de boa-fé – sejam escritores, médiuns, cientistas... – que, ao descrever suas teses, fazer abordagens ou exprimir pensamentos pela linguagem escrita ou falada, parecem valer-se de pensamentos e até de frases inteiras já vistos, expressos ou escritos. Isso ocorre porque se sintonizaram com as correntes mentais circundantes da aura magnética planetária e beberam diretamente da fonte de inspiração universal.

É tola, portanto, a vaidade daqueles que teimam em se considerar "os primeiros". O conhecimento está disponível a tantos quantos, imbuídos do impulso de buscar o progresso, a beleza, o bem, o amor, consigam colocar-se em sintonia com as ondas sutis que trafegam no espaço infinito, provindas dessa "biblioteca" sideral, depositária de tesouros inestimáveis. Sem deixar de considerar a capacidade individual e a influência dos benfeitores espirituais, essa a razão pela qual mais de uma pessoa ao mesmo tempo, em diversas partes do globo, reivindicam uma descoberta ou a autoria de uma obra.

Nesses momentos de conexão, em que a mente encarnada ou desencarnada está sintonizada com estudos e idéias de âmbito universal, não ocorre apenas a inspiração de determinado espírito que a assiste. Ao se ligar ao conteúdo esparso nas ondas de pensamentos superiores, a mente absorve indistintamente o conhecimento registrado nos arquivos sutis da luz astral. Por isso é que muitas vezes identificamos pontos de vista exatamente iguais – expressos nas psicografias, por exemplo –, uma vez que, em estado de transe, o sensitivo expande sua consciência e se abastece diretamente dessa fonte inesgotável. Como existem outros sensitivos e muitos médiuns, escritores, artistas, cientistas e pensadores que também se elevam vibratoriamente às freqüências de natureza superior, todos se acham, em dado momento, mergulhados no mesmo oceano de idéias. Nesse contexto, trabalhos, raciocínios, deduções e interpretações sob sua responsabilidade dificilmente poderão ser considerados originais, no sentido estrito do termo, ou de autoria exclusiva, pois que a idéia central provém de um manancial comum.

Levando-se em conta a realidade dos fenômenos psíquicos inerentes a todos os humanos, encarnados e desencarnados, podemos entender melhor o pensamento do codificador do espiritismo. Allan Kardec chama de *universalidade do ensino dos espíritos* o fenômeno pelo qual médiuns ou pessoas diferentes, sem se conhecerem, apresentam trabalhos e raciocínios, mensagens e idéias comuns, muitas vezes empregando palavras e até frases inteiras iguais. É que a fonte de inspiração foi a mesma. Aliás, ele via isso com bons olhos, tanto que estampou esse critério como selo de aprovação para novos princípios integrarem-se ao corpo da doutrina que inaugurava.

Uma vez conectados às correntes mentais superiores, em estado de transe ou de expansão da consciência, tais indivíduos, além de inspirados diretamente por entidades extrafísicas, alcançam esses domínios da mente, os registros mentais, e neles mergulham durante o processo de desdobramento de suas atividades, no desenvolvimento de sua obra.

Essa visão mais ampla do processo de inspiração contribui para compreendermos fatos como o que se vê ao analisarmos as pregações de Jesus, que pareceu repetir alguns ensinamentos vindos antes dele, atribuídos a Buda, Sócrates e outros representantes do pensamento evolucionário da humanidade. É que estavam ligados mentalmente à mesma fonte sublime, na qual abasteciam suas mentes e de onde extraíam sua mensagem. Algo semelhante encontra-se nos escritos de Allan Kardec, quando o eminente Codificador expressa determinados pensamentos e raciocínios encontrados em textos e trabalhos desenvolvidos por predecessores. Fato idêntico ocorre com médiuns que canalizam mensagens, e depois encontramos os mesmos elementos presentes, ainda que de modo esparso, em outros escritos. Muitas vezes, por ignorar o processo mental de sintonia fina no qual se encontram em momentos de transe, deduzimos ser plágio. Desconhece-se que as correntes de pensamento superiores podem ser acessadas mediante maior ou menor concentração mental, especialmente por causa da identidade de interesses.

No processo mediúnico, por exemplo, o médium não

está somente em sintonia com o espírito que o assiste no momento; além disso, apresenta suas faculdades e paracapacidades mais dilatadas, de maneira abrangente. Isso faculta ao sensitivo captar informações dos registros siderais nos quais estão impressos pensamentos e raciocínios, o que, evidentemente, acontece também entre os escritores e artistas. Ainda que não sejam espíritas ou não se entreguem conscientemente ao exercício da mediunidade, tais indivíduos são médiuns inspirados, na acepção mais ampla, e o produto de seu trabalho, que pode parecer ao ignorante ser mera cópia, atesta a existência de uma fonte de inspiração universal, sublime, extracerebral.

Períodos iguais ou semelhantes, frases completas e até textos inteiros apenas com leves diferenças são traduzidos em mensagens de encarnados ou desencarnados, retratando a realidade daquilo que Salomão disse há mais de 2.300 anos: "Nada há de novo debaixo do sol" (Ec 1:9).

Evidentemente, não se pode negar que há indivíduos que agem de má-fé, copiando trabalhos alheios e tomando a si sua autoria. Ou, ainda, elaborando peças que mais parecem colchas de retalho ou colagens de trechos reunidos aqui e acolá, remendando passagens extraídas de meia dúzia de livros, que, com termos ligeiramente modificados, não passam de plágio mesmo. Em vez de aspear citações, apresentam a nova redação – não raras vezes de pior qualidade que a original – como fruto de sua elaboração. Entretanto, conhecendo a realidade das correntes mentais, talvez não seja tão difícil distinguir entre os inescrupulosos e aqueles que têm acesso aos conteúdos sutis. Em muitos casos, basta pesquisar a biografia do sujeito em questão, a contribuição que tem oferecido às comunidades de que participa, suas ações concretas, a "folha de serviços prestados" ou o conjunto da obra. Foi Jesus quem deu a dica: "Conhece-se a árvore pelos seus frutos" (Lc 6:44). Como deduzir que age com deslealdade aquela pessoa, o médium, artista ou cientista, que demonstra, pelos seus atos, possuir valores nobres, dignidade e um conjunto de serviços sobejamente reconhecidos?

AS PALAVRAS deste livro são o resultado de uma parceria. Joseph Gleber, Zé Grosso e André Luiz são autores extrafísicos, companheiros que me inspiraram na escrita desta obra. Ângelo Inácio, autor espiritual dos livros *Legião, Tambores de Angola, Aruanda* e outros mais, auxiliou-me no momento da escrita, principalmente no que tange à organização do pensamento em palavras encadeadas de modo adequado, à redação, à correção gramatical e à elegância do estilo. Portanto, não posso dizer que as palavras sejam somente minhas. Também não digo que sejam algo inteiramente novo, inédito, fruto de uma revelação. Absolutamente. Você, leitor, encontrará por aí boas obras, vários ensaios com excelente conteúdo, e nelas, talvez, algumas frases semelhantes às que escrevo nestas páginas. Repito: "Nada há de novo debaixo do céu". Confesso que me sinto muitíssimo feliz por *não ser* o primeiro nem o único a lançar mão destas idéias a fim de me comunicar com você, que lê e estuda os livros resultantes da parceria entre mim e alguns amigos da dimensão extrafísica.

Portanto, sei que grande parte desta obra não é novidade, já que hoje, em pleno séc. XXI, conhecimentos antes restritos à minoria que se julga iniciada agora fazem parte do consciente e do inconsciente de uma multidão cada vez maior. O que muda apenas é o fato de que muita gente, embora diga conhecer certas leis do mundo oculto e outras relacionadas mais de perto conosco, na dimensão física, não as sabe manipular com a destreza que gosta de dar impressão ao leigo. Contudo, é bom enfatizar, reiteradamente, que você poderá encontrar idéias semelhantes, frases inteiras ou pensamentos e raciocínios muito parecidos com outros lidos, observados ou ouvidos por aí. É que o conhecimento unificado, integral e universal não é patrimônio de um só, mas de todas as mentes e consciências, que têm livre acesso às correntes mentais que circundam o planeta; desse manancial inesgotável de pensamentos e conhecimentos, haurem idéias, intuições e raciocínios. Essa a razão por que, muitas vezes, encontramos familiaridade das idéias expostas aqui com as transmitidas por diversos autores, com semelhança mesmo nas palavras usadas, pois que beberam da mesma fonte, fora do corpo, em contato com o ambiente extrafísico onde tais noções foram geradas ou concebidas.

Os anos de estudo produziram em mim tal sentimento de veneração para com a Suprema Consciência – a que denominamos Pai, por ser a força geratriz de toda a vida e sabedoria – que me curvo inteiramente à grandeza da verdadeira sabedoria, perante a qual me considero apenas um aprendiz, eterno endividado. Porém, como disse a nobre Teresa de Calcutá: "Somos apenas uma gota no oceano, mas o oceano não seria o mesmo sem essa gota". Considero que minha contribuição, ao compartilhar com você estas reflexões, estes estudos, representa essa gota pequenina, uma célula do grande conhecimento à disposição de toda a humanidade. É com zelo e afeição que trago a você o resultado das apreciações, das observações e dos raciocínios compartilhados por consciências imortais e dispostos neste livro de uma forma simples, para os simples.

I PARTE

O PARADIGMA HOLÍSTICO

CAPÍTULO I

Energia e matéria

ANTES DE TENTAR uma abordagem para o paradigma holístico, pressuposto para o entendimento da temática proposta, devemos conceituar energia, pois recorreremos a esse termo no decorrer da obra para nos reportar às suas diversas manifestações.

A palavra *energia* deriva do nome grego *energés*, que significa *atuar*. Por sua vez, essa palavra provém de outra, *érgon* (*obra*, *trabalho*, *ação*)[1]. Assim sendo, a energia, em qualquer de suas manifestações, refere-se a algo real, efetivo, embora nem sempre perceptível, mas que atua de forma concreta no universo, produzindo efeitos variados. Em alguns casos, assume até mesmo o papel de causa e efeito, simultaneamente, a depender da ótica do observador.

Einstein (1879–1955) foi o primeiro cientista a demonstrar em suas observações e deduções, de forma interessante e satisfatória para o espírito científico, a íntima identidade entre matéria e energia e a possibilidade de se transformar uma em outra: a matéria é energia em estado de condensação; a energia é matéria em estado radiante.

1. Cf. *Dicionário eletrônico Houaiss da língua portuguesa*. São Paulo: ed. Objetiva, 2004.

É muito importante a definição de energia já no início deste livro, uma vez que muitos falam o tempo todo em *energia*, *energizar*, *energético*, aplicando tais termos nas mais variadas acepções e contextos, confundindo *energia* e *fluido*. O bom entendimento do assunto vale tanto para as energias externas, do mundo físico, quanto para as humanas ou internas, assim como para as provenientes dos demais reinos da natureza, incluindo-se as energias de procedência extrafísica.

Freqüentemente, inclusive ao longo desta obra, ao fazermos referência aos fluidos e a sua larga diversidade, costumamos classificá-los como *a energia que assume determinada forma*. Uma associação dessa natureza é perfeitamente possível, no entanto é preciso reconhecer que são elementos essencialmente distintos. Por outro lado, enfrentamos grande dificuldade em analisar e delimitar melhor um e outro; a fronteira entre ambos é tênue ou, talvez, nosso nível de conhecimento a respeito ainda seja baixo, e o vocabulário disponível, pobre demais. Eis por que usaremos, em mais de uma ocasião, a mesma definição tanto para fluidos quanto para energia.

De toda maneira, é bom ficar bem claro que os fluidos resultam da modificação da matéria elementar, primitiva, e estão situados entre a matéria propriamente dita e o estado primordial, do mesmo modo que a energia, mas ambos são elementos ligeiramente diferentes. Tanto que a energia, segundo inúmeras observações de seres extrafísicos, como modificação dessa mesma matéria elementar, possui elementos dispersos que, uma vez condensados, constituem-se no elemento que denominamos matéria.

Podemos listar alguns atributos básicos da energia. Ela é primária, pois existe desde o mais remoto instante da criação; é imanente, uma vez que está presente em tudo; e cósmica, isto é, permeia toda a extensão física e vibratória do universo. Além disso, sua presença é impessoal, uma vez que independe dos seres ao seu redor, apesar de lhes estar sujeita à manipulação e transformação. Aos seres vivos é dado dominá-la em sua particularidade – por exemplo, quando se aplica um passe magnético, utiliza-se a bioenergia, já particularizada pela natureza no homem, com maior ou menor eficácia. Contudo, a energia é incontrolada em sua potencialidade, pois conhecemos muito pouco acerca de suas modulações e a exploramos com bastante limitação.

Quanto aos sinônimos, também é denominada campo, campo eletrostático ou eflúvio. Tal qual a entendemos neste ensaio, é chamada energia astral ou biorradiante, fluido cósmico universal, enteléquia e força dinâmica ou força biodinâmica, entre outros nomes.

Na sucessão dos dias, a cada passo que damos em direção ao futuro, aumenta a consciência das pessoas, e dos estudiosos particularmente, a respeito dos componentes energéticos da vida e de suas conseqüências. Tanto assim que, diariamente, assistimos à expansão de tal consciência em detrimento do pensamento materialista – corrente filosófica que defende que tudo se resume à matéria e somente por meio dela é explicado –, o qual vem perdendo força e terreno mesmo entre os ditos agnósticos, subsistindo mais como excentricidade pessoal que como paradigma científico válido.

A medicina ilustra bem essa cisão, pois os limites para as explicações puramente materiais que oferece estão cada vez mais patentes, a despeito da profusão de tecnologias e exames empregados no diagnóstico. Inúmeros profissionais da saúde têm deparado com quadros de doença ou de recuperação que evidenciam lacunas gigantescas no modelo de explicação tradicional. Por que alguns portadores do vírus HIV desenvolvem aids e outros são capazes de permanecer saudáveis por anos a fio, até deixando de ser soropositivos? Por que certos pacientes respondem ao tratamento e outros não, quando a patologia é rigorosamente a mesma? Por que a prece fortalece o sistema imunológico e favorece a recuperação, conforme estudos recentes demonstraram? São indagações importantes, que, se insuficientes para provocar a adoção de novas teorias, ao menos compelem à declaração de inépcia do paradigma materialista consagrado nos últimos dois ou três séculos.

Paralelamente a essa conscientização e à constatação da realidade de que a matéria nada mais é do que uma das muitas e variadas formas de energia a se manifestar no universo, vemos uma necessidade urgente de conhecer métodos viáveis e seguros, confiáveis e satisfatórios de manipular e relacionar-se com as novas descobertas a respeito do assunto. Diante de tantos métodos que vemos se multiplicarem e serem divulgados pelo mundo afora, em livros, cursos, folhetins, periódicos e revistas, podemos dizer com acerto que a enorme confusão metodológica, relacionada às maneiras de manipular as energias conforme pretendem seus idealizadores, acabou por lançar descrédito não só sobre a metodologia, mas, por extensão, sobre a matéria por completo, isto é, sobre a própria realidade energética. Com isso, torna-se difícil ou praticamente impossível relacionar-se de forma efetiva e satisfatória com essa mesma realidade, a não ser que se revejam os métodos e postulados.

O planeta evolui de modo a levar a humanidade a explorar progressivamente o enorme manancial de energias à disposição. Entretanto, é precisamente essa chamada *evolução* que dá lugar ao aparecimento de um emaranhado de invenções e invencionices, de indivíduos portadores de faculdades duvidosas e oportunistas, proliferando-se pelo mundo seitas, gurus ou mestres, que se dedicam a apresentar métodos e fórmulas que lançam mais dúvidas que luzes acerca da verdade palpitante de um tema tão explorado na atualidade.

Como não poderia deixar de ser, há pessoas portadoras de convicções sérias, que desempenham um trabalho respeitável e desenvolvem pesquisas que nos levam a interagir com o caudal de energias endógenas e exógenas da natureza. Em oposição às pessoas deslumbradas e aos métodos estranhos, mais afeitos a ritualismos exóticos do que a uma metodologia científica, desprovida de fantasias, é agradável notar pesquisas e estudiosos sérios que abordam o panorama energético com elegância. Fazem-no com um vocabulário claro, destituído de palavreados que, acima de tudo, dificultam a compreensão dos interessados em aplicar terapêuticas ou mesmo em aperfeiçoar a metodologia de suas investigações.

Com a colaboração inegável de inteligências extrafísicas, nesta obra temos o propósito de dar uma contribuição destituída de misticismos ou dos deslumbramentos comuns àqueles que inventam coisas com as quais nem eles próprios se satisfazem, pela impossibilidade de comprovação. A realidade energética, hoje inquestionável, salta aos olhos do observador minimamente perspicaz e é demonstrada segundo grande número de pesquisadores. Esse é nosso tema principal, o objeto a que se dedicam estas páginas, porém abordado de forma simples e sem induzir ninguém ao deslumbramento. O conjunto dos fatos relativos à energia e suas manifestações ganhará contornos mais úteis, objetivos e com resultados perfeitamente comprováveis a partir das indicações contidas no texto. Apresentaremos exercícios práticos que, em certo sentido, provoquem satisfação, tanto por sua viabilidade quanto eficácia, experimentados ao longo de anos e anos de trabalho no contato com variadas técnicas de manipulação energética em consultório terapêutico e outros ambientes.

Convém observar um fato já nas preliminares deste livro, que tem por objetivo tratar da energética da vida de forma geral e das bioenergias numa abordagem mais específica. Quem se dedica ao estudo dessas questões – que, a um só tempo, são de ordem científica e transcendental, com um inconfundível fator metafísico permeando cada detalhe do assunto – necessariamente deve desenvolver uma consciência mais intensa de integração com o cosmos, a começar do ambiente à sua volta. Isso porque, ao considerar o mundo como um organismo vivo, um sistema orgânico, o estudioso e experimentador encontrará vasto campo de ação para suas incursões aos domínios da psicobioenergética. O que aumenta sua responsabilidade.

Além disso, é impossível abordar e pretender manipular essa energia em favor da humanidade e da saúde dos indivíduos se a pessoa não interage conscientemente com o cosmos e com todas as manifestações da criação em sua existência sutil. Sem essa interação, somada ao respeito pela diversidade e pelas imensas peculiaridades da realidade energética da vida, o aspirante a terapeuta transpessoal jamais poderá estruturar em si e a seu redor uma postura ética, tampouco desenvolver uma conduta coerente com a estrutura viva e marcante que essa mesma realidade descortina à sua frente.

Meu objetivo é, com clareza nas palavras e nas observações – o que você, leitor, poderá constatar a cada passo – deixar o tema interessante, o que, com certeza, poderá excitar sua mente e incentivá-lo a reflexões mais profundas. Creio que isso será plenamente possível, tendo em vista o inusitado das abordagens aqui contidas, as quais devo pessoalmente aos seres extrafísicos que orientam a elaboração destas páginas, bem como ao mergulho no pensamento científico que eles proporcionam, em parceria comigo.

Estudar energias, bioenergias e suas diversas manifestações é como adentrar o templo da ciência sem a pretensão de ser cientista, no sentido acadêmico do termo, mas estudioso, um desbravador de um mundo novo, que não se esquece jamais de que ele próprio é um aprendiz, constituído de energia, e assim o será para sempre, no corpo ou fora dele. Condensada ou irradiando-se, a consciência é o foco energético por excelência, que o pesquisador manipulará, usará e expandirá, à medida que aplicar seu conhecimento de modo a beneficiar a humanidade com o resultado de suas observações e experimentos.

Ao fazer uma retrospectiva dos conceitos e sinonímias estabelecidos ao longo da história para identificar e catalogar as diversas manifestações da energia, notamos maior ou menor ansiedade, em todas as épocas da humanidade, ao tratar as fontes geradoras de energia. Vemos o quanto o homem é desejoso de entender e controlar o fator energético ou as energias do cosmos.

Presenciamos, inicialmente, as primeiras tentativas e experimentos já na época das cavernas, quando o elemento humano ensaiou o domínio sobre a energia radiante do fogo. Atravessa então os séculos de aculturamento até atingir o apogeu de seus esforços na desagregação do núcleo atômico, em suas investidas ainda acanhadas de dominá-la numa escala mais ampla. Aparentemente, essa mesma energia – manipulada nos laboratórios, aprisionada em campos de experimentação científica ou habilmente manuseada por mentes vigorosas que detêm técnicas consideradas mágicas ou científicas – parece onipresente e permeia o cosmo em toda a sua manifestação multidimensional. No entanto, ainda desafia o homem do séc. XXI usufruir dela com sabedoria, de maneira prática, sem perder de vista a simplicidade com que se constata sua presença e verificam-se suas diversas manifestações.

Os pesquisadores que adotam o modelo científico consagrado de abordagem da realidade energética, ou seja, aqueles que se enquadram nos parâmetros da ciência convencional ou acadêmica, determinaram, pelas suas observações, quatro tipos básicos de manifestação da energia ou das interações energéticas.

Relacionados em ordem crescente, primeiramente temos a energia de ordem *gravitacional*, sentida ou percebida na força da gravidade, a qual é proporcional à massa dos corpos celestes. Segundo a descrição clássica, quanto maior sua massa, mais intensamente atrairão para si a matéria em derredor. Assim sendo, a gravidade é mais forte onde há, no espaço, maior convergência de matéria. Mas, paradoxalmente, também age onde há *ausência* de matéria. Há aglomerados de energia, em forma de coágulos – isto é, energia condensada, como no caso dos buracos negros – que possuem campos gravitacionais tão intensos que nem sequer a luz e a radiação eletromagnética escapam de sua poderosa força atrativa. Além disso, apesar de geralmente imperceptível, a atuação da força gravitacional verifica-se não apenas entre os corpos de dimensão astronômica, mas também entre os demais, inclusive entre as partículas subatômicas, por exemplo, que são dotadas de massa infinitamente pequena.

Em segundo lugar, há a energia cuja manifestação e interações são catalogadas como *fracas*. Teve sua existência admitida e constatada ao se analisarem os níveis subatômicos, no âmbito das partículas elementares com propriedades radioativas.

Em seguida, encontra-se a energia com interações de natureza *eletromagnética*, as quais dão origem à maior parte dos estudos da física atual.

Finalmente, em quarto lugar, estão as energias classificadas como *fortes*, que são responsáveis pela união dos núcleos das partículas elementares no mundo microscópico. Mesmo que destacada maioria de cientistas aceite o fato de que a matéria é energia condensada ou coagulada, ainda se vê, no cotidiano dos representantes da ciência acadêmica, posturas materialistas, arcaicas e retrógradas, a despeito de todo o investimento e da constatação de pesquisadores sérios e dos avanços da ciência para comprovar a interação mente–energia–matéria.

Diante de tantas pesquisas e tentativas de dominar a energia e suas diversas manifestações, uma coisa é certa: a energia em si não pode ser criada nem destruída por nenhum método conhecido entre os humanos mortais. Consola-nos a idéia – e a certeza, cada vez mais notória e comprovada – de que ela pode ser transferida, modulada, transformada, transmitida ou captada e direcionada conforme a vontade, os recursos e a habilidade de quem a manipula. Essa é a realidade até agora demonstrada, diante da imensa diversidade com que se manifesta a energia imanente ao universo e suas inúmeras modificações e transformações.

Desde épocas mais remotas, em que essa substância a que chamamos energia vem sendo apreciada, observada e testada, seja nas tradições ocultas, nos templos iniciáticos ou em épocas pré-científicas, constatou-se a indestrutibilidade da energia e a completa dependência humana de sua existência. Na modernidade, seja por meio de experimentos realizados em laboratório ou de aplicações voltadas à saúde – terapias energéticas, como a acupuntura, e os variados tratamentos energéticos ou de cura –, as energias têm sido empregadas com êxito, embora, na história humana, ainda não se tenha chegado a um denominador comum em relação à sua natureza e ao seu alcance, em sua generalidade, nem quanto a um método universal de manipulação e aplicação de suas potencialidades.

Em todo caso, quaisquer que sejam as técnicas empregadas com finalidade terapêutica, pode-se concluir que todas convergem para o mesmo fim, isto é, apresentam metodologias distintas, mas visam ao mesmo objetivo: o auxílio à humanidade.

CAPÍTULO 2

Energia cósmica

NO ESTUDO das leis da vida, o espiritismo revela a existência da *energia cósmica universal*, ou simplesmente *energia cósmica*, nome mais moderno para definir aquilo que já era conhecido e estudado por diversos pesquisadores do passado, por ocultistas e inúmeras filosofias orientais.

A energia cósmica, também conhecida como *fluido cósmico*, é a energia que preside a formação de tudo o que existe no universo. Absolutamente tudo se deriva dessa energia ou fluido primordial, segundo revelação das consciências extrafísicas. Podemos até dizer que o fluido cósmico corresponde, em certa medida e com variações leves, ao antiqüíssimo conceito chinês de *chi*, chamado *ki* entre os japoneses ou *prana*, segundo os indianos.

Eis que, ao depararmos com a existência do fluido primitivo, princípio da vida no universo, é necessário estabelecer suas características, suas possibilidades de transformação e sua aplicabilidade no dia-a-dia. São princípios de ação e manifestação da energia, que podem ser observados pelo estudo do fluido cósmico. Tais princípios, naturalmente, aplicam-se às demais denominações do fluido primordial que abordamos neste capítulo.

Joseph Gleber, o ser extrafísico que regularmente me

ampara nas experiências fora do corpo, colocou à minha disposição alguns apontamentos feitos por mim mesmo, porém registrados na dimensão astral. Tornou possível consultá-los enquanto eu estivesse de posse do corpo físico – ou seja, em vigília –, e dessas observações extraí o que se segue. De maneira resumida, eis alguns tópicos anotados no plano além-físico a respeito da energia cósmica ou fluido cósmico.

1. A energia cósmica é universal e imanente a todo o universo; ocupa todo o espaço, mas em diferentes concentrações e, por isso, produz uma variedade de fenômenos, muitos ainda desconhecidos, tanto no universo físico quanto no extrafísico. Apresenta-se em movimento permanente, que pode cessar ou ser interrompido por um agente externo. Caso isso ocorra, o fluxo da energia cósmica assume um aspecto diferente da organização primordial, às vezes desordenado e contrário a seu modo normal de manifestar-se, isto é, livre e com intenso movimento. O bloqueio da energia cósmica, mesmo que já diferenciada como fluido vital, pode repercutir nos corpos físico e etérico em forma de adoecimento, sendo interpretado como moléstia orgânica, ainda que seja, na verdade, um transtorno provisório.

2. A energia cósmica é primordial, é a gênese de todas as formações materiais e energéticas do universo, com

todo o seu repertório de fenômenos. Sua existência antecede tanto a formação da matéria, em seus diversos estados e dimensões conhecidos, quanto a enorme variedade, quase infinita, de fenômenos de ordem energética, já conhecidos ou a conhecer.

3. Uma das características mais marcantes do fluido cósmico é o fato de ser *completamente* livre daquilo que nossos cientistas denominam de massa – pelo menos, essa é uma informação dada pelas inteligências extrafísicas que lidam diretamente com a fonte primordial, o fluido universal. Embora seja inteiramente destituído de massa, ele próprio é o responsável pelo surgimento da matéria na sua diversidade de formas e densidades. Por algum processo um tanto incompreensível para nós, encarnados, ocorre o adensamento de suas partes íntimas, moléculas ou substâncias, dando origem à massa, como resultado da transformação e adequação de suas propriedades. Em conseqüência das ondulações e modulações realizadas em determinada manifestação do fluido cósmico, modificam-se sua coesão e concentração, naturalmente sob influência dos mecanismos inerentes às leis universais, que presidem as formações primordiais. A partir de então, o elemento puramente material surge – matéria inerte, em sua primeira manifestação – desse laboratório cósmico de energia para ser utilizado pelas consciências imortais nos aglomerados energéticos e na formação ou criação astral, extrafísica, bem como nas *protoformas*, estruturas que

antecedem a materialização de suas idéias-pensamento no mundo físico.

4. O movimento giratório, característica do fluido cósmico, impulsiona as formações primitivas e iniciais dos fenômenos ligados mais diretamente à dimensão energética. Surgem as diversas ondulações e remoinhos de matéria elementar, os quais reproduzem em si o sentido giratório do fluido universal.

4.1. Essa influência observada nos movimentos da energia cósmica e da matéria – primeiramente *quintessenciada*, como diria Kardec, ou etérica e sutil, e logo após bruta e densa, a partir das inúmeras transformações – fornece-nos uma visão moderna, clara e também atualizada de acordo com os recentes progressos e estudos da ciência. Igualmente entendemos o porquê de os vórtices localizados no duplo etérico, que são os órgãos conhecidos como *chacras,* também descreverem trajetória circular no processo de absorção e transmutação das bioenergias. É claro que as bioenergias são variações, transformações e manifestações da energia primordial.

5. O oceano de fluido cósmico é, pois, a fonte, o motor, o dínamo primordial da arquitetura universal e, particularmente, de todas as manifestações da matéria extrafísica. Portanto, ao lidarmos com a matéria astral, etérica ou mental, estaremos essencialmente lidando com o flui-

do cósmico modificado e adaptado segundo as diversas particularidades das dimensões abordadas.

6. As concentrações naturais de fluido cósmico tendem a formar conjuntos de elementos, organizações cósmicas, evolutivas, os quais atingem o ponto máximo de sua ascensão e depois se reorganizam ou mudam de sentido, involuindo até dissolver-se, simplificar-se ao máximo. Com esse retorno à simplicidade original, o conteúdo de tais conjuntos cósmicos – átomos, moléculas e demais partículas – é reabsorvido e diluído no oceano primitivo de fluidos, participando de posteriores formações ou novas criações. Nunca se perdem, transformam-se infinita e constantemente em novos organismos siderais, cósmicos ou mesmo em corpos orgânicos. Os aglomerados estelares, a poeira cósmica, os sistemas, planetas e todas as manifestações do universo físico são produto das inúmeras transformações do fluido original, que se manifestam como unidades de desenvolvimento e gestação da vida no seio do universo, onde são gerados.

6.1. A partir de tais observações é que se pode compreender a natureza dinâmica, evolutiva e mutável de tudo aquilo que é material no universo. O nascimento e a morte da matéria e das criações materiais, tanto quanto de elementos da dimensão extrafísica que ainda possuem elementos materiais mais densos em sua constituição, são plenamente explicados pelo princípio exposto no item anterior, que é intrínseco à própria situação e característica do fluido original, ou da relação energia/matéria em âmbito universal. Noutro exemplo, a formação, transformação e dissolução dos mundos – seja de forma natural ou provocada pelas atitudes dos seres conscientes – e o retorno de todo o seu conteúdo material e energético ao estado primitivo de fluido cósmico obedecem ao padrão natural e comum a todo o cosmos, e, evidentemente, é em direção a tal situação que caminha toda a expressão da vida material no cosmos. Eis também por que os imortais, as consciências extrafísicas mais evoluídas falam-nos acerca da *segunda morte*, ou seja, o descarte do conteúdo material dos corpos energéticos ou psicossomáticos, com a natural posse de um corpo mental mais adequado à manifestação da consciência.[2]

7. A concentração do pensamento de consciências extrafísicas evoluídas produz a fusão de correntes de fluidos de natureza cósmica e agrega a energia primordial, fazendo surgir o elemento material onde ele, até então, não se manifestava. Essa é a base das criações mentais permanentes e impermanentes, nos diversos departamentos da vida extrafísica.

2. Para mais informações a respeito da segunda morte, consultar o livro *Consciência*, de Robson Pinheiro, pelo espírito Joseph Gleber (Casa dos Espíritos Editora, 2007).

8. A matéria que hoje é perceptível e inerte pode ser transformada pela ação da energia cósmica e ser reorganizada. Sob a atividade das inteligências cósmicas responsáveis pela criação, operam-se as transformações em formas vivas e orgânicas, surgindo os estágios iniciais ou manifestações primitivas dos átomos espirituais ou mônadas. Tal organização estará subordinada ao poder mental organizador das inteligências sublimes da criação, as quais se utilizam do poder intrínseco do fluido cósmico de gerar vida.

9. Uma camada de fluido cósmico se move em torno da Terra e a interpenetra. Juntamente com essa camada fluídica, outra de natureza psíquica faz parte da estrutura planetária; é elaborada pelo material mental ou psíquico oferecido pelos seres conscientes, estagiários da escola terrestre. Toda vez que surgem interferências externas ou no movimento do elemento psíquico circundante do planeta Terra, há inversão de sentido no movimento característico do fluido cósmico esparso na atmosfera; ocorre uma metamorfose. Esse fator faz-nos entender as diversas mudanças no teor energético da atmosfera psíquica e fluídica a que o globo terrestre está sujeito. Podem-se compreender, por exemplo, as notáveis alterações ocorridas em alguns eventos, percebidas por sensitivos e médiuns nos momentos de agravamento de conflitos bélicos ou de tumultos outros, em que o componente vital do planeta e as energias dele advindas assumem aspecto mais gros-

seiro ou sofrem manipulações que modificam seu estado natural. Essas modificações são comumente observadas quando ocorrem mudanças radicais operadas pelo comportamento humano, que podem afetar profundamente o panorama mundial. Falamos de eventos como guerras, maremotos, atrocidades ecológicas, catástrofes naturais que são respostas a agressões constantes ao ecossistema, entre outros fatos que interferem na aura magnética do planeta e podem ser pressentidos vibratoriamente e percebidos antecipadamente por pessoas mais sensíveis. Nessas ocasiões de mudanças abruptas, os sensitivos, médiuns e paranormais, havendo desenvolvido certos sentidos que no homem comum estão apenas latentes, manifestam em seus corpos físico e etérico o efeito energético dessas transformações da natureza. Geralmente, em razão da extrema sensibilidade, tais indivíduos ressentem-se, e muitos se abatem até mesmo fisicamente, em conseqüência das energias movimentadas, que repercutem em seus organismos ultra-sensíveis.

10. O fluido cósmico, ao ser assimilado pelos organismos vivos, transforma-se em fluido vital. Tal ocorrência é realizada incessante e automaticamente, sem o concurso da vontade. Essa biotransformação pela qual passa o fluido original opera-se num campo ligeiramente mais sutil que o da matéria bruta, denominado plano etérico, que é representado vibratoriamente pelo duplo etérico humano. O fluido vital é responsável pela manutenção da qualida-

de de vida saudável e pelo dinamismo observado no cosmos celular. Portanto, o fluido vital não é somente uma transformação, como também o resultado da animalização do fluido original, cósmico, universal.

11. Qualquer sistema de cura ou tratamento, transmutação ou modulação de energias trabalha com a energia cósmica já modulada e convertida em fluido vital, animalizado. Sempre que a energia do cosmos estabelece contato com o elemento orgânico, a que chamamos corpo físico, ela se animaliza, pois o corpo físico é um transformador natural e mecânico da energia cósmica universal. Ainda que o acontecimento propriamente dito se dê na dimensão etérica, como visto no item 10, é bom lembrar que o corpo etérico é de natureza igualmente física e material, tanto assim que a consciência o descarta por ocasião da morte.

12. O movimento da bioenergia dentro do organismo humano cria uma estrutura etérica e, ao mesmo tempo, uma via energética que utiliza um sistema de distribuição composto por *nadis* e meridianos. Essa é uma condição indispensável para que se mantenha o funcionamento equilibrado de todo o mundo orgânico. A fim de que a vida se manifeste intensa e vibrante, há total dependência do metabolismo energético criado e mantido pelo fluido vital e por sua distribuição no organismo. Em virtude dessa dependência, toda vez que houver distúrbio na distribuição e na captação do fluido vital, algum tipo de con-

gestão energética ou de baixa de vitalidade, a saúde física ficará seriamente comprometida.

A fim de que ocorra o funcionamento sadio dos organismos vivos e que a *energia vital* – doravante também chamada de *bioenergia* – possa agir e manifestar-se de forma integral, é preciso atentar para alguns itens, enumerados a seguir.

12.1. Todos os corpos animais, incluindo o do homem, que se localiza em estágio superior na escala evolutiva, têm a característica de absorver intensamente e de forma plena a energia de que precisam por meio de uma série de procedimentos identificados como *nutrição energética*, a qual mantém o reservatório de fluidos vitais – o duplo etérico – em constante funcionamento. O duplo etérico, conhecido como corpo parafísico, muitíssimo afim com o elemento material do organismo humano, é uma espécie de bateria de energias vitais. A respiração é a forma mais comum de o ser humano manter-se ligado à fonte de vitalidade, que provém diretamente do núcleo do Sol. A irradiação solar empresta qualidade ao fluido vital e fornece elementos preciosos para sua composição ao entrar em contato com outros elementos sutis dispersos na atmosfera. As biomoléculas do elemento vital podem ser absorvidas pela respiração.

12.2. Se o Sol é o maior irradiador de energia e o nutriente por excelência, e sua energia de natureza superior está presente na composição do fluido vital de todas as criaturas do nosso planeta, a fonte mais importante de absorção desse fluido vital, em nosso organismo, passa a ser a respiração. É esse o primeiro ato da consciência ao utilizar o corpo físico e o último a ser desativado quando da reintegração ao mundo original, o extrafísico. Visto de uma forma mais abrangente, o ser vivo capta o oxigênio pela respiração e, numa ação ainda mais ampla e ostensiva, apodera-se do fluido cósmico incrementado e dinamizado pela força irradiadora dos raios solares, transformando-o, assim, em bioenergia. Desse modo, a energia vital é identificada como o motor da vida, a força que gerencia o movimento, a ação, as transformações e a dinâmica da vida nos seres vivos. Entre as manifestações da vida intrafísica no planeta, o fluido vital é considerado a alma vital, o fôlego de vida e a fonte que mantém o conjunto orgânico ativo e funcional. Também é identificado pelos habitantes da esfera extrafísica como *energia imanente.*

12.3. Historicamente, variadas culturas demonstraram prezar bastante a respiração, dedicando-se a seu aprendizado. Em diversas filosofias, escolas do pensamento ou em templos iniciáticos há práticas e ensinamentos que refletem preocupação imensa em ensinar as pessoas a viver bem, respirando de forma correta. Isso nos fornece uma pálida idéia da importância da respiração em qualquer sistema de cura ou tratamento bioenergético. Quando desenvolvemos a respiração cadenciada, regular e coerente com a necessidade do corpo somático de se abastecer no oceano de fluidos em que está mergulhado, a própria circulação do fluido vital é capaz de reorganizar o funcionamento do corpo físico, em muitos casos. O fluido vital ou bioenergia tem uma ação mais abrangente quando a pessoa realiza exercícios de respiração. Por meio da respiração cadenciada e rítmica, tanto o corpo quanto a mente são alimentados, energizados e saturados do fluido que dá ao corpo a resistência e a força de que carece, o que contribui bastante para o aumento da qualidade de vida, de modo geral.

12.4. A bioenergia se distribui livremente pelos canais de energia ou meridianos do corpo etérico e vitaliza a contraparte física de tal maneira que, onde quer que haja carência de tônus vital, a bioenergia está presente para repor e ativar os chamados *bíons* ou partículas vitais.

12.5. Diversos bloqueios energéticos ou vitais – como o roubo e a perda de energia, que diferem entre si, ou ainda a ação de parasitas energéticos e outros meios de escape desse fluido – podem ser tratados e até mesmo prevenidos. A ação reparadora visa desobstruir os canais energéticos bloqueados e pode ser muito eficiente. Quando os canais estão obstruídos, impede-se a livre circulação da energia cósmica ou do fluido vital, que é a própria energia cósmica modificada ou animalizada. Existem muitas terapias energéticas, emergentes ou naturais que devolvem o *quantum* energético e vital, promovendo reposições indiretas, canalizadas a partir do ambiente da natureza. Além disso, por meio de conexão mais intensa, livre e direta com as fontes naturais de vitalidade – mares, rios, matas, cachoeiras, ar puro – podem-se despertar agentes de eficácia extraordinária para o enfrentamento desses bloqueios e impedimento das perdas vitais.

Convém ressaltar que a água é o maior veículo de absorção e canalização de certas partículas ativas do elemento vital, ou seja, daqueles que mantêm a qualidade da vida e sua dinâmica no organismo humano. Mesmo na falta de outras técnicas energéticas eficientes, qualquer pessoa poderá recorrer ao potencial curativo do fluido vital, que é intensificado ao compartilhar suas propriedades com a água. Isso pode ser conseguido recorrendo-se à magnetização ou fluidificação desse líquido, de maneira que a energia seja absorvida por quem dele se alimentar.

CAPÍTULO 3

Ciência holística: uma disciplina moderna e abrangente

SUBCAPÍTULO 3.1

Retrospectiva

REMONTANDO aos estudos do magnetismo animal, desde meados do século XIX e, mais tarde, com o advento da metapsíquica, principalmente a partir dos estudos de Charles Richet, cientistas vêm elaborando debates cujo tema central aponta para as chamadas ciências paranormais ou paraciências. No contexto dessas ciências não convencionais, encontramos abordagens que vão muito além da ciência acadêmica atual e do estudo dos fenômenos físicos e psicológicos, transcendendo certos limites do campo de ação dos pesquisadores oficiais. Ao longo do tempo, surgiram novas abordagens, que foram sendo denominadas de acordo com sua finalidade e segundo um enfoque particular: o holístico.

Na verdade, as pesquisas dessas novas ciências têm como foco fatos de natureza não-física – extrafísica, extracerebral, transcendente, metafísica ou energética. Tais disciplinas podem ganhar nomes que soam bizarros, pomposos ou exóticos, segundo o ponto de vista do estudioso ocidental, mas tanto seus muitos nomes quanto sua especialidade têm como objetivo facilitar a identificação da abordagem pretendida. Isso ocorre com algumas das mais conhecidas: bioenergética, radiônica, parapsicologia, psicobiologia, psicobioenergética. Assim, é natural que a pessoa séria, ao estudar temas holísticos, encontre uma diversidade de conceitos, postulados e práticas que os defensores de tais idéias pretendem defender como científicos. A partir daí, podem perguntar: como unir todas essas abordagens num sistema único que ofereça uma visão mais precisa de um tema tão diferenciado e com diversas ramificações? Como obter uma visão unificada e racional, que satisfaça ao espírito de pesquisa ou científico?

Quando estudamos certos registros do passado e analisamos a forma como a humanidade adquiriu informações e como estas se estruturaram em conhecimento, detectamos diversas mudanças estruturais ocorridas no ambiente místico, as quais afetaram positivamente certos conceitos filosóficos relacionados às experiências. Nas ações realizadas ao longo do tempo, até o despertar do espírito científico no cenário da civilização, verifica-se uma tendência evolutiva do pensamento humano. Ocorre também o surgimento de idéias, considerações e pesquisas denominadas metafísicas, que apresentam à comunidade mundial postulados que visam ao estabelecimento de paradigmas mais ligados àquele momento da humanidade. Observamos, a partir de então, como diversas disciplinas mais tradicionais – física, astronomia, biologia, química – ampliam os horizontes de suas pesquisas, ensaiando e apresentando, na atualidade, teorias cada vez mais arrojadas.

Tais disciplinas, hoje consideradas científicas, formaram-se lentamente, a partir de deduções filosóficas do passado. A alquimia transformou-se na química sob os auspícios de Lavoisier, Dalton e outros expoentes de seus fundamentos preciosos. A física, primeiramente acanhada e deduzida das considerações da magia, alcançou *status* de ciência pelas pesquisas de Galileu, Newton, Hertz, Rutherford, Niels Bohr, Einstein e muitos outros, que se dedicaram ao estudo dos princípios que fizeram desse ramo da ciência o que ela é hoje. A astronomia nasceu e foi gerada no seio da astrologia, impulsionada por Copérnico, Kepler e outros missionários do conhecimento. Em suma, nenhum estudioso que seja capaz de penetrar no âmago dessas e de outras disciplinas poderá negar que elas nasceram e se transformaram no que são a partir das observações e deduções realizados por outras ciências, mais antigas, consideradas até então como produto de misticismo ou catalogadas como objeto de estudo de esoteristas do passado.

Do mesmo modo como as ciências oficiais da atualidade resultaram da evolução do pensamento e de teorias aplicadas por outros ramos do conhecimento, também as chamadas disciplinas holísticas evoluíram e se estruturaram a partir de outras tantas observações. Partindo do material reciclado das experiências milenares expressas em certas verdades científicas é que as abordagens holísticas, psicobioenergéticas, são hoje a resultante de muitas hipóteses levantadas, pesquisas realizadas e considerações emitidas sob os auspícios da ciência moderna ou de disciplinas pouco mais antigas. Podemos afirmar, com plena convicção, que todas as ciências avançam a cada dia, tendo como base teorias e hipóteses formuladas e testadas por pensadores de várias épocas.

Não é diferente com relação à ciência holística e muitas de suas abordagens ou vertentes, que pouco a pouco vão conquistando valor e reconhecimento entre as demais escolas científicas. Estruturada nas chamadas paraciências e nas manifestações da energia, porém sem desprezar os avanços científicos e descobertas laboratoriais, a psicobioenergética ou holística emerge como um campo merecedor de crédito.

Diante de inúmeros obstáculos encontrados pelas paraciências ou pela ciência holística para a ambientação de diversas pesquisas, surgiu a necessidade de dar as mãos a outros ramos do conhecimento científico, como a antropologia, a biologia, a física e a matemática, adotando sua inegável contribuição. Além de se basear nas descobertas mais recentes dessas disciplinas, havia a necessidade de romper as barreiras filosóficas e o pensamento cristalizado, entendendo e estimulando tendências da ciência moderna na observação das manifestações energéticas e psicológicas. Nasceu assim uma nova era no estudo e na aplicação das energias e de métodos, embora nem sempre reconhecidos pelos representantes oficiais do pensamento classificado como progressista – os quais se encastelaram nas academias, enclausurando o raciocínio em limites estreitos e acanhados. A nova era de abordagens, pesquisas e experimentações foi denominada de *holística,* e é conhecendo suas bases que encontramos os pressupostos necessários à compreensão das teorias que postula e dos métodos que desenvolve para o benefício da humanidade, assim como verificamos a possibilidade de aplicá-los.

Pessoalmente, creio que a holística ou a ciência holística – do grego *hólos:* total, completo, inteiro – é uma multidisciplina nascida da fusão, do desenvolvimento progressivo e sistemático de outras disciplinas, tendo como objetivo principal o estudo de uma cadeia de elementos que envolve universo-homem-energia. O conceito natural do ser humano como uma composição de energia – o homem energético – emerge do bojo das ciências holísticas como um modelo mediante o qual se conhecem e para o qual convergem os métodos empregados pela nova ciência. O sentido dessa disciplina, que nasce inspirada numa nova visão de humanidade, encontra no modelo humano parafísico grande manancial de possibilidades, que jamais esgotará. Refiro-me a um método que já está se esboçando como instrumento de trabalho da holística: a metodologia psíquica.

Para a nova disciplina – a ciência holística –, a energia é o denominador comum de todos os fenômenos, ainda que escapem de seu raio de investigação. É o caso da rica fenomenologia mediúnica e paranormal, que, embora possa ser abordada pela nova ciência e até abrigada em seus postulados, faz parte de uma outra ciência ainda mais ampla, a ciência do espírito. Portanto, para a holística ou psicobioenergética e outras subdisciplinas que eventualmente surjam ou estejam em elaboração, fenômenos inexplorados de riqueza imensa e indiscutível, sejam eles de ordem física ou não-física, merecem lugar especial, com enfoque sempre no ser energético, transpessoal.

O eminente cientista Albert Einstein partiu da realidade energética e das enormes possibilidades advindas das propriedades de transformação e adaptação da energia para fundamentar sua teoria da relatividade. Por meio dessa tese, pretendeu demonstrar a identidade entre matéria e energia, bem como a possibilidade de converter uma em outra.

Convém lembrar que a realidade energética, conforme a abordamos neste livro, não é invenção de um grupo de pseudocientistas; ao contrário, desde a Antiguidade essa matéria já interessava às diversas escolas e era do conhecimento dos sábios e seus aprendizes, religiosos ou não. Assim é que encontramos a crença e a constatação plena da realidade energética em várias partes do globo e em diversas épocas e culturas antecedentes ao período científico. Isso atesta que tal realidade, aceita nos dias de hoje, particularmente a partir das revelações e teorias de Einstein, era conhecida e investigada desde épocas remotas, sob nomes diferentes – aliás, tal como acontece na atualidade com certos tópicos e descobertas da ciência oficial, que não possuem consenso em termos de nomenclatura.

De acordo com os registros extrafísicos da história do conhecimento humano, Paracelso denominava essa realidade energética ou a psicobioenergia de *arqueo;* Francisco Racanelli apresentava-a sob o nome de *energia biorradiante;* entre os hindus, era conhecida como *acasa;* pelos hebreus, *aor; energia fisionuclear* e *energia formativa* segundo Paul Kammerer, entre tantos outros que a descreveram e catalogaram brilhantemente ao longo dos séculos. Cabe à nova disciplina holística, entretanto, a divulgação e a utilização, numa escala mais ampla, daquilo que já era conhecido, percebido e concebido por imensa quantidade de sábios e estudiosos. Só muito recentemente na história da humanidade pós-revolução científica é que a realidade energética humana foi reconhecida, ainda que não em caráter oficial, mas efetivamente descortinada e pesquisada por um grupo numeroso de estudiosos, que fazem ponte entre as modernas descobertas científicas e o conhecimento trazido desde as remotas eras da humanidade.

SUBCAPÍTULO 3.2

A holística eclode na pós-modernidade

O FATOR energético é a base essencial para todos os fenômenos relacionados à humanidade do planeta Terra, e sua compreensão é fundamental para que se estabeleça uma abordagem diferenciada das situações que contribuem para a saúde e a manutenção de um modo de vida mais ativo, dinâmico e ecológico.

Quando se analisa o ser humano sob a ótica da ciência holística, ele é considerado uma unidade biológico-energética e psicológico-espiritual. Portanto, não temo afirmar que a mais relevante informação ou contribuição da holística é o fato de o ser humano ser visto e estudado como consciência inserida num contexto energético e biodinâmico. Ou seja, a ciência holística é, acima de tudo, transpessoal em suas múltiplas manifestações e aplicações. O holismo toma o conhecimento de diversas disciplinas e o sintetiza numa abordagem unificada, desaparecendo as fronteiras e divisões entre normal e paranormal, anímico e mediúnico, natural e sobrenatural. Na holística, a dualidade e as diferenças perdem força, pois que considera o todo, o cosmos, como uma síntese de todas as manifestações da vida.

Quando se examina determinado objeto sob o ponto de vista psicobiofísico, holístico ou energético é que se nota, com clareza, a diferença básica entre as disciplinas que adotam esse paradigma e as escolas de pensamento ortodoxas, acadêmicas.

Tome-se, por exemplo, uma barra de ferro. Ao considerá-la como objeto material, vê-se que é rija, consistente, constituída de um tipo de matéria que faz dela uma barreira totalmente intransponível ao homem comum. Agora, analise-a de acordo com a perspectiva holística. Sob as luzes de uma nova física, sabemos que a barra de ferro tem apenas uma forma ilusória, pois os sentidos físicos, e principalmente nosso cérebro, órgão de manifestação da consciência, estão sob o efeito hipnótico de uma realidade objetiva que parece solapar todo o resto. Segundo a tradição hindu, é o maia, a grande ilusão da vida. Pois bem, essa mesma barra de ferro é constituída de uma infinidade de moléculas e átomos que conferem à estrutura física do objeto a *aparência* de concretude, mas que é completamente ilusória. Ensina a ciência contemporânea que, na área compreendida entre as moléculas e átomos, predomina... o espaço vazio! Como pode o espaço vazio ser concreto e instransponível?

Na verdade, sabemos que o espaço existente é preenchido por formas fluídicas ou energias que mal podemos enumerar ou conhecer, segundo informam as consciências extrafísicas.

Ao se examinarem as escalas atômicas, nota-se que, conforme as proporções apresentadas pelos elementos, há um vácuo ou vazio enorme entre os diversos componentes da estrutura atômica. Isso indica que o átomo é completamente diferente do que aquilo que percebemos à primeira vista, e implica dizer que há outra realidade por trás da aparência que todas as coisas manifestam aos nossos sentidos. Há uma realidade energética, apesar da aparente materialidade das coisas e dos seres a nossa volta. Sob esse ponto de vista, muitos dos objetos que vemos ao redor, de aparência estática, são, na realidade, associação de milhões e milhões de moléculas, de átomos e energias em movimento incessante, perfeitamente influenciáveis por outras energias, que poderão interferir em sua estrutura atômica e modificar por completo nosso acanhado senso de observação e a referência acerca de muitas coisas ditas materiais.

No decorrer deste livro, demonstraremos que, também no campo da psique, da psicologia, tudo é permeado pela energia e pode ser modificado por emissão e manipulação dessa energia primordial, primitiva, da qual tudo no universo se origina e dentro da qual tudo vive, vibra e se movimenta. O aspecto energético é observável e tem uma existência real, até mesmo em meio aos sentimentos e emoções que o ser humano exterioriza ou interioriza. Enfim, tudo é energia.

A par dessa energia dinâmica que permeia todo o universo e é a fonte geradora de outros tipos de energias, notamos a existência da consciência como estrutura de ordem superior, cuja existência se encontra num plano ou dimensão maior da vida – mas, mesmo assim, considerada por muitos estudiosos como *energia consciencial*. Podemos dizer, com maior propriedade, que o ser consciente, o espírito, utiliza a energia imanente ou vital como forma de se manifestar no universo. De modo geral, é essa energia o fator responsável pelo desenvolvimento das qualidades ou características humanas. A existência de uma energética mais afim com a realidade humana, ou seja, vitalizada no contexto da existência do ser humano, do ser vivo do planeta Terra, induz-nos a pesquisar mais acerca da natureza, das propriedades e das formas de transferência dessa bioenergia, bem como sobre sua forma de armazenamento e utilização satisfatória, de maneira a contribuir com a saúde e o bem-estar das pessoas.

É correto afirmar que, apesar de a energia imanente não ser algo conhecido em suas minúcias e poder parecer abstrata, é impossível negar-lhe a realidade, à medida que o indivíduo se dispõe a apreciar seus efeitos palpáveis. Aliás, esse é rigorosamente o mesmo método pelo qual estudamos a energia elétrica, por exemplo, que, curiosamente, já não parece tão abstrata ao senso comum. É fato que ninguém jamais "viu" a eletricidade; concluímos que ela existe observando seus efeitos: a luminosidade da lâmpada, a resistência que se aquece, o choque na tomada, o motor que se move...

Há pessoas que se julgam possuidoras de espírito científico e crítico e que negam a existência da energia imanente ou componente vital, derivação da energia primordial ou cósmica e modificada no contexto humano. Recordamos-lhes que a chamada *aura* humana, de natureza eletromagnética, é amplamente estudada e catalogada por diversos pesquisadores e cientistas, entre eles principalmente os russos e os americanos, que abordam o chamado bioplasma e os eflúvios bioenergéticos por meio do estudo da fotografia eletrônica.

Todo ser humano, assim como os demais seres vivos do planeta, emite constantemente energias magnéticas e térmicas. Avanços tecnológicos são responsáveis por diversas técnicas aplicadas pela medicina e por outros ramos da ciência acadêmica para obter informações úteis das emissões eletromagnéticas. São ferramentas que se baseiam em conceituações relacionadas à emissão das energias de que este livro se ocupa. Manifestações de energias bioelétricas e ondas psicoelétricas, por exemplo, as quais têm origem no pensamento e na consciência por meio de seu órgão principal, que é o cérebro, podem ser observadas utilizando-se o eletroencefalograma. Ocorre algo semelhante com determinados exames, como o eletrocardiograma, e com outros recursos da bioeletrônica, que registram emissões e certos resquícios de energias orgânicas, por meio das quais se realizam diagnósticos precisos de enfermidades no corpo físico. Em resumo, o objetivo é argumentar que emanações de caráter estritamente energético demonstram ter estreita relação com a condição física e material do homem e impacto sobre ela.

No campo experimental das bioenergias, em especial no âmbito de estudo da consciência, podem-se citar ao menos dois tipos de transmissão bioenergética, ambos com muitos resultados no tocante à saúde humana. Primeiramente, o chamado passe magnético, composto de energias orgânicas, neurológicas, humanas, fisiológicas e ectoplásmicas – o qual será abordado no anexo deste livro. Em segundo lugar, o passe misto, conhecido também como humano-espiritual, que traz elementos biomagnéticos e outros de origem extrafísica e parafisiológica. Em qualquer dos casos, englobando ainda as naturais variações de nomenclatura e modalidade, verificamos que as energias humanas com qualidades vitais são estudadas e empregadas desde o fim do século XVIII, apenas para se ater à era moderna. Eminentes pesquisadores e cientistas têm-se curvado diante dos resultados obtidos com a aplicação dessas energias na restauração da saúde humana. Basta dedicar-se ao estudo sério e sem prevenções, como quando se deseja aprofundar em qualquer ramo do conhecimento, para que os resultados apareçam.

Quando estudamos o componente energético do nosso planeta sob a influência da visão mais abrangente que a holística proporciona, verificamos a existência de cinco fontes básicas de energia que atuam como fontes de vitalidade, as quais abastecem o duplo etérico e dão qualidade de vida à criatura humana. Ao analisarmos a eficácia dessas fontes vitais, verificamos que, à medida que se sutilizam, assumem maior importância. De maneira oposta, quanto mais afinadas com o elemento material, menos intenso se mostra seu valor. A seguir relacionamos os cinco tipos de fontes naturais de abastecimento energético:

- alimentos sólidos e líquidos;
- respiração pulmonar e celular ou orgânica;

- energias provenientes do ecossistema – rios, mares, matas, raios solares etc. –, absorvidas por meio dos chacras ou órgãos energéticos;

- sono, que promove natural recuperação vital e energética, entre outras formas, por meio da liberação de substâncias tóxicas durante a projeção extracorpórea;

- energia cósmica, assimilada diretamente pelo corpo astral, mais conhecido como psicossoma, citado mais adiante.

Fundamentando-se nos diversos tratados de ciência que abordam a questão energética e a estrutura etérica do homem, bem como nos próprios experimentos que realizamos no cotidiano e nas informações dadas por orientadores extrafísicos, é acertado afirmar que a transmissão e absorção das bioenergias alteram substancialmente o movimento molecular, causando impacto na estrutura orgânica. A respiração realizada correta e pausadamente, com o ritmo adequado, influencia desde o batimento cardíaco até o fluxo sangüíneo. Além de vitalizar o organismo de modo intenso e manter a ordem no sistema biológico humano, a respiração é capaz de interferir fortemente nos estados de consciência – alterados ou habituais –, chegando até a determinar o humor daquele que administra ou se submete à bioenergia.

Em experimentos realizados em laboratório, constatou-se que a bioenergia, ao ser ministrada por um doador em outro ser humano, pode alterar sensivelmente a qualidade da saúde e deter, diminuir ou extinguir sintomas mórbidos que porventura estejam a acometer o receptor.

Aproveito essa observação para abrir um parêntese. Em diversas ocasiões, vemos casos em que se replicam os experimentos mencionados, com resultados mais ou menos satisfatórios. Perguntamos: essa oscilação é motivo para rejeitar a bioenergia como terapia? A bioenergia não é uma panacéia nem a terapia absoluta, evidentemente, até porque depende de uma série de fatores para ter êxito. Pretendo é refutar o argumento difundido de que resultados não idênticos denotariam seu caráter "curandeiro" e não científico, situando-a no domínio da crença. Ora, acaso os medicamentos alopáticos e os tratamentos mais sofisticados têm eficácia 100% garantida? Acaso não obtêm efeitos bastante distintos entre os pacientes? Os severos limites de eficiência da quimioterapia, por exemplo, sem falar nos seus graves efeitos colaterais, constituem razão para descartá-la como procedimento médico em certos casos de câncer?

Outros resultados também foram observados nas experimentações: a água, quando submetida a emissões de bioenergia, ganha coloração e odor, sofrendo alterações em suas propriedades elétricas. Ao ingeri-la, em tais condições, o indivíduo assimila também o conteúdo armazenado nas moléculas do líquido, que o beneficiará conforme a quantidade e a qualidade da energia biomagnética nele presente.

A realidade da bioenergia, segundo os paradigmas da teoria holística, e sua atuação no organismo humano já são aceitas em diversos países do mundo, alguns dos quais já regulamentaram as chamadas terapias naturais. Entre outras disciplinas, ganham terreno as técnicas orientais, como a acupuntura, a moxibustão e outros tipos de tratamento que estimulam a fluidez das bioenergias pelo corpo bioplásmico. Este, inclusive, é tido como o quarto sistema orgânico, além dos sistemas nervoso, circulatório e endócrino, sem lembrar do próprio sistema energético de meridianos, amplamente estudado pela milenar medicina chinesa por meio da acupuntura. Enfim, a realidade da bioenergia ou da psicobioenergética é a cada dia mais reconhecida por diversas escolas, em diversas latitudes do planeta, até mesmo por expoentes da medicina tradicional, tanto quanto nos tratamentos das chamadas ciências emergentes.

CAPÍTULO 4

Paradigmas das disciplinas holísticas

PARA ESTUDAR as disciplinas mais abrangentes que consideram o ser humano em sua totalidade e empregam as diversas formas de energia no trato com as questões humanas e seu contexto ecológico, é necessário refazer concepções e promover a renovação de conceitos e postulados, bem como da forma de pensar.

Acanhados sistemas materialistas e reducionistas caducaram ante a visão moderna que a física quântica descerra diante do pesquisador e do estudioso. Admitir o homem apenas como um agregado de músculos e nervos, ignorando seu componente energético, é limitar a ciência aos estreitos domínios da mentalidade de uns poucos expoentes da filosofia materialista. Ilustres representantes da ciência acadêmica não encontram explicações satisfatórias para inúmeros casos que atestam a existência de algo mais, além do corpo físico. Debatem-se diante de evidências cada vez mais intensas acerca de um componente multidimensional, energético e parafísico, que encadeia o ser humano com o cosmos, tendo na energia seu denominador comum.

Portanto, ao abordarmos as disciplinas holísticas, é necessário estabelecer bases para os novos estudos ou novos valores e verdades admitidos como pressupostos para adentrar o imenso edifício do sistema energético do ser vivo.

Dentre os paradigmas adotados pela holística, destacamos três:

1. *Multidimensionalidade.*

O ser humano é um complexo de energias que vibra e existe em diversas dimensões além da física. Sua origem remonta à origem do cosmos e sua existência interage com diversas vibrações ou planos de vida com os quais se relaciona.

Baseada nas observações, nos estudos e nas deduções de diversos cientistas, entre eles Albert Einstein, mas não somente em suas pesquisas, a ciência holística defende que o universo é a manifestação de uma consciência mais ampla, cósmica, de natureza não física. O universo não se resume à parte visível ou material. Com efeito, mesmo a realidade material não se restringe ao que se vê. Além dessa "camada" tangível, há dimensões, planos ou vibrações que transcendem aquelas que os cinco sentidos humanos podem captar. Com os estudos recentes da física, dispomos de mais elementos para entender o universo como multidimensional e examinar as realidades diversas daquela em que nos encontramos inseridos. Em suma, podemos compreender que, além de o homem estar envolvido e inserido em um plano correspondente à natureza de seu corpo grosseiro, ele também vibra, vive e interage com outras dimensões. A natureza humana é, portanto, multidimensional, como o próprio cosmos.

Apenas como exemplo, além da dimensão física, podemos citar o campo etérico, onde existem e vibram energias bioplasmáticas, etéricas ou ectoplásmicas – todas pertencentes à realidade material, transitória, mas ligadas invariavelmente ao componente além-físico do mundo etérico. A dimensão etérica está próxima à física, mas não tão elevada, pois que ainda corresponde aos elementos do mundo material; entretanto, em um estado diferenciado da matéria, o plasmático, admitido oficialmente pela ciência há bem pouco tempo. Esse estado é ainda bem próximo ao acanhado mundo das formas. Em seu seio, o mundo etérico abriga as duplicatas exatas de tudo o que existe e vibra nos domínios da vida material; porém, num campo mais vasto e num estado plasmático, perfeitamente perceptível por meio de instrumentos, como a câmera kirlian, os equipamentos radiônicos e outros tantos, desenvolvidos nos últimos 60 anos. Dessa dimensão é que provêm as energias dinâmicas constituintes do corpo vital, as quais são utilizadas na doação de bioenergias.

O corpo físico cumpre o papel que lhe cabe, propiciando à consciência que estagia na matéria o envolvimento nos conflitos existenciais e nos embates sociais. Por sua vez, a consciência intelectualiza a matéria, que por si só seria inerte, caso não houvesse a união com o elemento inteligente. Entretanto, para um contato com a dimensão etérica da vida – intermediária entre ambas, ainda material e por demais grosseira, embora um pouco mais sutil que a matéria bruta –, o ser necessita de outro veículo, mais apropriado. Conta com um corpo vital, energético ou etérico para esse fim. É a fonte mantenedora do corpo físico, importantíssimo componente na organização da forma e na manutenção da saúde, em todos os seus aspectos.

No envolvimento com a dimensão astral e seus habitantes, a consciência dispõe de um instrumento compatível com esse nível energético: o corpo psicossomático, considerado *espiritual*, já que em sua composição rareiam os elementos da matéria física propriamente dita. Na dimensão astral vibram as emoções e esse corpo, veículo de manifestação da consciência, há muito conhecido pelos estudiosos do pensamento espiritualista também como *corpo astral* ou *psicossoma*.

2. *Holossomática*.

Ao tomarmos o ser humano em sua totalidade, é imperativo considerar a realidade de várias dimensões além da física, fato hoje vastamente demonstrado. Nesse contexto, o paradigma holístico estabelece que o ser humano, de modo a interagir com as diversas dimensões, terá de apresentar uma estrutura multidimensional – ou multicorpórea, se assim podemos dizer. Como vínhamos explicando, necessitará não somente do corpo físico, que interage com o aspecto material da vida no planeta Terra, mas de outros corpos, compatíveis com as formas diversificadas em que se manifesta a matéria – além dos estados sólido, líquido e gasoso, temos os âmbitos plasmático, etérico e quárkico – ou afeitos à constante vibracional de dimensões variadas, tais como: elétrica, magnética, bioenergética, bioplasmática, mental, hiperenergética, hiperdimensional, luminosa, gravitacional etc.

Dessa maneira, para que se dê a interação com o aspecto físico da vida material e orgânica, o corpo físico apresenta uma forma existencial compatível com a natureza do elemento material. No entanto, não é a estrutura física a única componente do ser humano. O próprio sistema físico traz em si uma matéria intermediária, menos densa, embora ainda considerada de natureza material: é a matéria etérica. Portanto, para atender à necessidade que o ser tem de agir e de se relacionar com essa dimensão, que abarca uma realidade além da que pode ser observada exclusivamente pelos olhos materiais, há que existir um corpo compatível com a natureza etérica do mundo. O corpo etérico ou *duplo etérico*, assim chamado por se constituir uma duplicata do corpo físico, é o elo que liga a consciência às energias próprias desse campo.

Além do âmbito etérico, o ser humano interage com manifestações de ordem emocional, com fatores mais intimamente ligados à natureza astral. Sua estrutura recebe energias advindas dos astros – Sol, Lua, estrelas e planetas –, as quais influenciam a vida na Terra e o corpo de que o indivíduo faz uso. Para capacitá-lo à interação com essa dimensão energética e ao processamento dos diversos tipos de energias que o atingem, o corpo astral, também conhecido como psicossoma ou corpo emocional, é o mais apropriado elo do organismo para receber, interagir e transmutar as energias dinâmicas dessa dimensão além-física. Podemos dizer que o corpo psicossomático ou astral é o modelo em torno do qual as células físicas se aglutinam, a fim de definir a forma humanóide. Em razão disso denominado *modelo organizador biológico,* ou simplesmente MOB, é ele o responsável pela coesão molecular, pelos arquivos da memória emocional, pelas diversas transformações ocorridas na periferia orgânica e pela conservação da identidade do ser, ante as diversas transformações pelas quais passa durante o período de sua existência física.

Mais além dos domínios do psicossoma ou corpo psicossomático, adentramos na dimensão mental, cujo corpo correspondente se manifesta em duas facetas: de um lado, o corpo *mental inferior* ou *concreto;* de outro, o *mental superior* ou *abstrato*. Ambos são responsáveis pela captação e pelas transformações das energias desse plano pouco conhecido, mas já estudado: o plano mental. Correspondente a um nível superior em relação aos demais corpos citados, já não possui aspecto humanóide, mas aparência oval. Embora possa irradiar-se pelos corpos inferiores, conserva autonomia e superioridade, sem jamais confundir-se com eles. Na dimensão mental e por meio do corpo mental o ser processa as diversas informações do cosmos e do mundo onde vive. Tanto quanto os demais veículos que lhe são inferiores, esse corpo pode adoecer, ocasionando diversas anomalias perceptíveis, porém não totalmente passíveis de tratamento segundo os métodos dos especialistas da psiquiatria e da psicologia. A não-admissão de sua existência ou o desconhecimento de sua atuação poderá trazer entraves ao avanço das ciências psicológicas, notadamente daquelas que ainda não despertaram para o potencial dos arquivos encontrados nesse corpo de natureza superior.

Neste livro, optamos por tratar, resumidamente, apenas das dimensões física até a mental e, portanto, até o nível de atuação do corpo mental, devido ao reconhecimento de que, além desse corpo, penetramos um terreno no qual ainda somos considerados crianças. É certo que existem outros mais, no entanto não adquirimos desenvolvimento suficiente, tampouco recursos necessários para abordar com relativa clareza e assertividade as dimensões além da mente. Reconhecemos, a bem da verdade, que mesmo a dimensão mental ainda carece de ferramentas apropriadas, que nos capacitem a fazer uma abordagem absolutamente segura.

De todo modo, pode-se atestar que o reconhecimento dos diversos veículos ou corpos energéticos que interagem com as dimensões nas quais vibram é um dos pressupostos mais importantes da abordagem holística. A holossomática, ou a existência de vários corpos, de constituição energética diversificada, abre amplo leque de temas para estudo e realizações, bem como descortina grandes possibilidades de abordar as dificuldades humanas sem confundir efeitos e causas. Sob essa ótica, inúmeras disfunções observadas a partir de sua manifestação no veículo físico podem ser relacionadas, estudadas e diagnosticadas para eventual abordagem utilizando-se modalidades terapêuticas que contemplem a holossomática, sempre de acordo com a natureza do problema apresentado pelo consulente. Ao conhecer a disfunção e as características dos corpos energéticos, não se poderá confundir o efeito, no físico, com a causa, que está, muitas vezes, radicada numa dimensão extrafísica.

Ainda a partir dessa visão, podemos entender por que diversos medicamentos não surtem o efeito esperado em determinadas pessoas, ou tampouco produzem qualquer efeito. É que, freqüentemente, no tratamento, o médico ou o terapeuta enfocam apenas a realidade física, desconhecendo ou menosprezando a realidade energética e a existência dos demais corpos, que podem estar adoecidos e que reclamam por uma abordagem diferente daquela condicionada pela visão estritamente materialista e academicista.

3. Bioenergética.

Outro pressuposto da holística é a existência das diversas formas de manifestação das energias da vida, conforme descrito anteriormente. O mundo moderno é baseado no uso e na transformação das energias da natureza, que são manipuladas pelo ser humano. Reconhece-se, ao estudar a ciência holística, que o ser humano é uma estrutura complexa e composta pelas mais variadas energias, e que a energia original, primitiva, cósmica, ao entrar em sintonia com o organismo humano, transforma-se em bioenergia, ou energia biodinâmica, biológica e vital.

A manipulação da bioenergia e de suas diversas formas de manifestação é passível de ser realizada com extrema eficácia. Também conhecida como magnetismo, magnetismo animal, energia consciencial ou fluido vital, o descenso vibratório da energia original ou cósmica para a realidade humana é algo amplamente conhecido desde a Antiguidade, mas só recentemente admitido, no contexto do mundo moderno.

É claro que há muitíssimo a percorrer para que se torne realidade a elaboração de uma metodologia rigorosamente observada e acompanhada por um número maior de interessados em pesquisar a ação das bioenergias. Por enquanto, vemos tão-somente inúmeras pessoas de boa vontade, algumas universidades e poucos hospitais no mundo afora admitindo e manipulando tais energias, também classificados de fluidos por algumas escolas. De todo modo, o caminho que se desenha é na direção do progresso.

SUBCAPÍTULO 4.1

Deduções da holística e da psicobioenergética

CERTOS MÉTODOS de estudo ou de pesquisa considerados anticientíficos, ou até antiéticos, são mais comuns do que se imagina, tanto nas ciências convencionais quanto nas holísticas. Aquele que se interessa por estudar temas como os expostos neste livro deve desenvolver maior rigor ao penetrar no estudo da realidade energética, objeto por excelência da ciência holística. É claro que, ao adentrar o mundo energético e dedicar-se ao estudo de suas leis, o estudioso e pesquisador seguirá a metodologia que melhor lhe atender os anseios de expansão do conhecimento – todavia jamais poderá deixar de observar determinados princípios.

Quando se considera especificamente o processo de investigação e aprendizado, há fatores que valem tanto para a ciência acadêmica quanto para a holística, a bioenergética e as demais disciplinas complementares e emergentes. Também podem aplicar tais princípios o estudioso da ciência do espírito ou daquelas disciplinas que se propõem a investigar o psiquismo humano e a realidade extrafísica.

Podemos afirmar que as melhores fontes e os melhores métodos têm como parâmetro a ética, o bom senso e um critério rigoroso, que eliminem ou ao menos minimizem as dúvidas. São também parâmetros a biografia, a moral e a seriedade dos que realizam os experimentos. Isto é: de um lado temos que considerar a metodologia e o aspecto técnico empregado; de outro, os indivíduos que se submetem às pesquisas, o corpo de observadores e investigadores. Todo resultado obtido terá sua validade atrelada à honestidade intelectual e à ética que pautaram a conduta dos envolvidos e serviram para ordenar deduções e observações.

No tocante à nossa matéria específica, tais valores ganham ainda maior relevância. A necessidade de bases para o estabelecimento de teorias relacionadas à pesquisa holística, os avanços das disciplinas ligadas ao mundo extrafísico e a busca por uma unidade de pensamento e pelo respeito às práticas psicobioenergéticas nos levam inexoravelmente a avaliar a legitimidade de seus fundamentos e a refletir a respeito da honestidade na aplicação das técnicas e na divulgação de resultados.

Apresenta-se uma ética maior e mais profunda diante dos que já superaram o paradigma cartesiano-newtoniano e adentraram o universo da energia e das dimensões além da matéria, com a riqueza de suas leis, seus habitantes e as conseqüências advindas do conhecimento dessa realidade mais ampla. De âmbito cósmico, tal ética é acompanhada de um novo paradigma, que afeta principalmente aquele que defende tais idéias e adota tais princípios. Deve ser levado em conta que essa ética se baseia no aspecto multidimensional e universalista da realidade. Enquanto, para a ciência convencional e seus representantes, a abrangência de seus estudos restringe-se à realidade física e tangível, a arena dos fenômenos que interessam ao cientista e pesquisador universalista é bem mais ampla. Abarca a esfera multidimensional, a diversidade de outros corpos além do físico e a possibilidade de transcender os limites estreitos das observações do microscópio e do telescópio. Em matéria de pesquisa holística e psicobioenergética, a instrumentalidade é outra, especial, sensível: é a mente, o psiquismo. Portanto, à proporção que se expande o perímetro das investigações, aumenta o compromisso ético dos envolvidos.

Tendo em vista o exposto, podemos enumerar determinadas deduções, com plena convicção, decorrentes das observações da ciência holística em diversos segmentos.

1. A consciência em hipótese alguma depende do cérebro, não tem volume nem se restringe às atividades neuronais. Na perspectiva holística, considera-se que os domínios da mente transcendem muito a realidade do cérebro.

2. Por conseguinte, o corpo mental, sede da consciência plena, também carece de limites, de volume e de outras formas que o possam restringir, sendo sua existência localizada além da forma e das possibilidades humanas de dimensioná-lo, medi-lo ou tocá-lo.

3. Ao se formar um novo ser, com a união de uma consciência ao embrião, entra em cena um novo fator, que vem constituir a vida nascente e contribuir para sua eclosão. É o fluido ou energia vital, absorvido no seio do cosmos e transformado em substância que gerencia os movimentos, a saúde e a vitalidade orgânica, obedecendo à programação da consciência relativa ao período a ser vivido. A mensagem inserida no DNA re-

presenta a materialização da programação espiritual, que imprime nas moléculas as definições, os projetos e a trajetória a ser seguida pelo indivíduo. A energia vital é concedida a cada novo ser conforme a característica e o conteúdo das vivências programadas, as quais estão codificadas no DNA.

4. A energia vital ou bioenergia está intimamente relacionada às células físicas, aos genes e a todo o arcabouço fisiológico humano, de modo a oferecer os mecanismos necessários à atuação da consciência que usufrui dessas energias.

5. A forma, o tamanho e a situação do corpo de maneira alguma impedem a manifestação da consciência, que é uma entidade imaterial, eterna, perfectível e detentora da imortalidade. Apesar disso, podem restringir de modo mais ou menos drástico sua capacidade de expressar-se no mundo e na vida de relação.[3]

6. O cérebro físico afeta a liberdade da consciência de forma provisória, mas não impede que ela se expresse e se manifeste no mundo, mesmo que seja por intermédio de um sensitivo ou de efeitos paranormais,

3. Para aprofundar-se nesse debate, é útil consultar o que respondem as inteligências extrafísicas a Allan Kardec em *O livro dos espíritos*, nos itens 367 e seguintes, sob o título Influência do organismo (diversas editoras).

nas chamadas comunicações entre vivos.

7. A consciência, como espírito imortal, independe da matéria. Porém, ao servir-se desta temporariamente, ao longo das encarnações sucessivas, desenvolve atributos que decorrem de vivências no corpo e fora dele. O conhecimento, a força de vontade, a disciplina mental e emocional e os potenciais de que o ser é detentor – ainda que, durante certos períodos, permaneçam ocultos ou latentes – resultam de uma experiência pluridimensional, e não somente daquelas ocorrências que acontecem no corpo somático, dentro das acanhadas fronteiras da arena física. Esse princípio fundamental constitui a base para os enfoques da psicologia transpessoal.

8. Apesar de o cérebro físico oferecer relativa resistência à capacidade real da consciência, dependendo do esforço, da disciplina e da necessidade que se impõe, ela poderá libertar-se das restrições causadas pelo peso da matéria, com o devido tempo. Tal libertação – quer se dê espontânea e naturalmente, quer seja induzida magneticamente – possibilita ao espírito rememorar experiências e conteúdos arquivados no corpo mental, que emergem por variados meios de recordação. Eis o alicerce sobre o qual se estabelece a terapia de vivências passadas, conhecida como TVP.

Com relação às fronteiras entre consciência e energia, elementos ainda bastante confundidos, é possível fazer clara distinção entre ambos, mesmo que não tenhamos penetrado em seu âmago. A partir do que se vê nas diversas manifestações da energia, tal como a estudamos até o momento, e também da consciência, tal como é observada em suas múltiplas formas de ser, manifestar e agir, afirmamos categoricamente que a consciência difere profundamente da energia. Embora não tenhamos como dar uma definição exata do que é a consciência, sabemos o que ela não é.

Segundo o ponto de vista do cientista, no que se refere a suas convicções e seus métodos de pesquisa, ainda não foi verificada nenhuma manifestação da energia além dos limites do fóton e da luz sideral, nem sua existência além da velocidade atribuída à própria luz. No entanto, por meio de um grande número de pesquisas psíquicas conduzidas por agentes idôneos, estabeleceu-se claramente que indivíduos detentores de possibilidades paranormais, sensitivas ou mediúnicas podem, sob determinadas condições, perceber, irradiar e manipular certas energias, independentemente da presença de luz natural ou gerada. Estudos levados a efeito em países como Estados Unidos, Rússia, Alemanha e França utilizaram largamente sensitivos, e até hoje deles se utilizam, para realizar observações e investigações que visam interferir, nem sempre de forma ética, em instituições, governos e sistemas de poder.

A partir dessas pesquisas, ficou abundantemente comprovado, embora não admitido pela maioria dos representantes da academia, que os atributos da consciência existem e agem além das fronteiras da matéria e mesmo da energia, numa dimensão ainda pouco pesquisada e, em certos casos, nem sequer admitida por muitos investigadores.

Também podemos verificar que, embora a consciência exista muito além da energia – e, portanto, além do corpo físico –, ela se reveste ou se serve das energias a fim de se manifestar no mundo, manipulando-as, transmutando-as e delas fazendo uso para manter o aparato fisiológico humano em movimento. Essa verdade é essencial para que possamos avançar em nossas observações a respeito da bioenergética ou da ciência holística. Com efeito, muitos dos recursos à disposição do estudioso dependem das constatações relacionadas até aqui, testadas e experimentadas por sábios e aprendizes desde datas imemoriais.

II PARTE

A HOLÍSTICA NA PRÁTICA

ALGUMAS APLICAÇÕES TERAPÊUTICAS

CAPÍTULO 5

O desgaste energético e suas causas

QUEM LIDA com a bioenergética deve estar liberado de situações que dificultam o uso e o manejo dessa energia, mantendo-se, tanto quanto possível, livre de bloqueios que o impeçam de ser um hábil indutor, manipulador, transmissor e experimentador das diversas possibilidades que a natureza oferece.

Com relativa freqüência, as pessoas procuram consultórios terapêuticos que trabalham com alguma expressão da bioenergia trazendo reclamações relacionadas a algum tipo de desgaste: dores de cabeça sem diagnóstico claro, dores dispersas por diversas partes do corpo, sintomas de desvitalização emocional, etérica ou mental, tais como desânimo, languidez ou apatia, além das chamadas enfermidades psicossomáticas. Para arrolar queixas e disfunções de fundo energético, poderíamos desenvolver um tratado à parte, um novo livro, já que, com as atribulações e o estresse da vida moderna, notamos o aumento do número de casos que reclamam novo método de abordagem, algo que difira do habitual, como uma terapia magnética ou vital.

Por outro lado, também é comum que pessoas muito místicas procurem ansiosamente identificar sua perda vital e energética como resultante de alguma interferência externa, extrafísica. É possível que isso ocorra? Com certeza que sim. Entretanto, certas causas de desgaste energético merecem ser vistas, conhecidas e ponderadas antes de apressadamente atribuir a desvitalização a supostos agentes teta, conforme o vocabulário da parapsicologia, ou a espíritos e demais elementos oriundos de outras dimensões. É aconselhável manter os pés no chão e analisar, primeiramente, se os riscos envolvidos no extravasamento dessas energias naturais constituintes da organização psicofísica não são o produto de atitudes humanas equivocadas. Até que ponto a postura, os hábitos, a forma de pensar e de agir não estão contribuindo para a perda deste componente vital que confere aspecto saudável à vida?

Com base nessas observações, em perguntas e raciocínios como os descritos é que podemos descrever alguns tipos de comportamento e de atitudes do cotidiano que interferem profundamente nas reservas energéticas de cada um. Ao observar as variadas formas de desgaste vital e de perda de energia, tão comuns em nossos dias, podemos listar quase duas dezenas de fatores que provocam esse tipo de fadiga, consumindo as reservas energéticas de muitos. Vamos nos debruçar em detalhes sobre cada um dos pontos.

1. A importância do sono.

O sono é uma das formas mais preciosas de abastecimento energético, por meio dele a consciência absorve estímulos diretamente da fonte primordial, o ambiente extrafísico, no qual encontramos reservas inesgotáveis de energia. Além desse fato de ordem interna, o ato de dormir abastece o corpo astral, que, uma vez projetado fora do corpo físico, se revitaliza no contato com o ambiente extrafísico e suas reservas energéticas, tão importantes para o equilíbrio vital e o metabolismo do corpo psicossomático. Também é por meio do sono que o cérebro físico se recompõe para receber novas informações após o período de descanso, assim como para acessar os registros mnemônicos do corpo mental ou astral. O cérebro humano não foi programado para funcionar ininterruptamente sem se desgastar.

A falta do sono poderá provocar distúrbios profundos, sensação de mal-estar, incapacidade física e mental de agir, atuar, interagir e viver as experiências do cotidiano. Uma análise profissional é de imenso proveito para aqueles que sofrem de insônia e perdas energéticas associadas ao sono.

2. *Conflito entre a necessidade de um período de sono satisfatório e o período de sono usufruído.*

Entre os estudiosos da holística é consenso que a pessoa necessita encontrar um meio termo entre sua necessidade particular de usufruir do sono e se satisfazer com ele – visando alcançar os benefícios que descrevemos no item anterior – e o tempo de que dispõe para dormir.

Muitas pessoas não dormem em horário natural,

que deveria ser dedicado ao sono. Mesmo com o desgaste energético e a falta de produtividade no dia seguinte, costumam sucumbir ao sono no horário em que deveriam estar produzindo, trabalhando, interagindo social e profissionalmente. Nesses casos, o desgaste orgânico ou vital acumula-se pouco a pouco, além da frustração cotidiana com que se deparam, por não conseguirem conciliar sua necessidade natural de repouso com o tempo de que dispõem para dormir. Há uma disparidade, algumas vezes fruto da rebeldia em não se admitir incapaz de se reabastecer convenientemente do modo como vem se comportando. Ocorre uma recusa forte e sistemática em se adaptar ao ritmo que o corpo e a mente exigem para não ocorrer o desgaste prematuro das fontes energéticas.

Nesse caso, é preciso empenhar-se para reeducar a mente e reciclar idéias a respeito dos próprios limites, das necessidades particulares e da organização do tempo, com vistas a respeitar o equilíbrio vital e emocional.

3. *Emoções descontroladas, efervescentes, em ebulição.* O desequilíbrio das emoções provoca natural perda de energia consciencial, isto é, do *quantum* energético que a consciência emprega para dar vida ao corpo e acionar o intelecto.

O aumento do número de pessoas descontroladas ou dependentes emocionalmente, melindrosas, com posturas castradoras, dominadoras ou chantagistas, entre outras, mostra mais uma face da perda ou desgaste energético.

O desequilíbrio emocional é responsável pela maioria dos desgastes e das depressões energéticas, dos roubos e das perdas de vitalidade.

Os consultórios que trabalham com terapias energéticas ou magnéticas estão repletos de casos em que o consulente se apresenta completamente desvitalizado e, após se submeter ao processo de reenergização, demonstra acentuada melhora. Todavia, embora pessoas com turbulência emocional crônica possam efetivamente beneficiar-se com alguma prática bioenergética, na grande maioria das vezes nota-se a volta ao quadro inicial e, em certas ocasiões, até um recrudescimento dos sintomas. Acredito que nesses casos a pessoa pode estar a procurar soluções externas para problemas internos. Beneficiam-se de algum modo, é claro, mas, como não estão dispostas a educar as fontes de pensamento, tampouco as emoções, não é de se esperar outra coisa, senão o reaparecimento do desequilíbrio. Se não houver reeducação do pensamento e das emoções tão logo se verifique a melhora proporcionada pelos tratamentos energéticos, tudo retornará ao que era antes. Como a situação de bem-estar foi um "empréstimo", um recurso externo, cabe ao consulente conservar esse estado, o que só será possível com a mudança interior. Do contrário, assim que cessar a terapia, virá à tona o estado anterior, pois não se soube criar condições para manter a harmonia motivada pelo terapeuta e não se desenvolveram as bases emocionais nem as atitudes que pudessem levar a pessoa a um estado de qualidade energética.

4. *Esforço físico incompatível com o estado de saúde e a realidade do corpo.*

Em nossa sociedade, os indivíduos apresentam características díspares de comportamento. É comum haver quem não age nem atua em conformidade com os limites de suas possibilidades físicas ou de saúde. Mas não falamos apenas do excesso de trabalho, desproporcional para um corpo que não possui condições de se dedicar a ele de maneira intensa. Há a situação oposta, bastante freqüente, daqueles que não trabalham, levam uma vida ociosa e improdutiva, com o corpo em plenas condições de produzir. Parece que essas pessoas se aposentaram da vida e aguardam ansiosas o fim definitivo do trabalho, para jamais correrem o risco de ter de trabalhar novamente. Esperam o mundo acabar e se acabam na inutilidade que se obrigam a viver. Esse estado gravíssimo é cada vez mais observado, principalmente no sexo masculino, após a conquista da aposentadoria.

É natural que, diante de um quadro de inatividade, prostração, haja uma reação fisiológica compatível com a atitude do indivíduo. Em razão do excesso de ociosidade, o corpo passa a corresponder de forma mais ou menos intensa, porém progressiva, à falta de atividade produtiva. A saúde, não apenas do veículo somático, mas como expressão mais ampla de equilíbrio vital e emocional, fica seriamente comprometida diante do desrespeito aos limites e à capacidade produtiva do ser.

5. *Falta de nutrientes naturais oferecidos pelo planeta.*

A larga difusão de alimentos e bebidas industrializados, diversos dos quais com grau de toxidade comprovado e alto teor alcoólico, acabam por provocar uma mudança gradual, porém consistente, no comportamento da população. A opção pela vida artificial ou sua valorização, intensamente estimulada pela publicidade e pelos meios de comunicação de massa, angariou a simpatia de milhões de pessoas, que trocam prazerosamente as fontes naturais de abastecimento vital pelas drogas sociais, de modo especial, o álcool. Cerveja e outras bebidas, refrigerantes e cada vez mais alimentos chamados energéticos, embora possuidores de aditivos químicos, escassas em nutrientes e nada saudáveis, têm feito parte da dieta regular de grande número de pessoas por todo o mundo – e em quantidades a cada dia maiores.

Os hábitos naturais, como a ingestão de água, por exemplo, acabam perdendo espaço diante das novidades que vêm sendo incorporadas ao cotidiano das pessoas. O ar, mais poluído dia após dia, é assimilado com naturalidade por bilhões de pessoas que não percebem as mudanças lentas se operando em seu metabolismo, de tal forma intensas que afetam as estruturas interna e etérica de seus organismos. O contato com as fontes naturais deixa aos poucos de ser um comportamento cotidiano para se transformar num meio de divertimento de poucos indivíduos considerados estranhos ou excêntricos.

Como manter o abastecimento vital do organismo se estamos progressivamente afastando-nos dos ambientes naturais? Como não sentir os choques vibratórios e vitais que invadem a privacidade do corpo físico e das emoções se nos distanciamos gradualmente das reservas energéticas que nos manteriam robustecidos? Ar e água puros são grandes condutores da energia cósmica e do prana. Qualquer indivíduo que se afaste dos ambientes naturais por qualquer motivo deveria, de tempos em tempos, programar um retorno a esses lugares, a fim de se reabastecer.

Rios, cachoeiras, mares, matas e montanhas, além de serem reservas naturais, são potentes fontes de energia natural. No contato com tais elementos, sagrados para a ecologia planetária, o organismo se refaz, o corpo etérico ou vital se recompõe e o psicossoma promove intenso intercâmbio com as energias magnéticas encontradas. Muitas disfunções psicofísicas são curadas mediante o contato mais intenso com recantos onde as energias virgens da natureza encontram livre curso. Beber água de maneira regular faz com que o organismo físico absorva maior concentração energética, principalmente a água mineral natural, pois a água é o veículo de concentração vital e energética por excelência.

6. Exercício físico insuficiente.

Quantas pessoas passam seu tempo ou deixam o tempo passar por elas sem usufruírem de um momento sequer para exercitar os músculos? Ao experimentar o exercício físico, mesmo que durante poucos minutos diários, o indivíduo faz com que as energias vitais circulem em seu organismo, liberando toxinas ou desfazendo entroncamentos energéticos prejudiciais. A falta do exercício físico, além de afetar o desempenho do corpo e da mente, faz com que a preguiça encontre livre acesso e assim se estabeleça o caos orgânico, pela improdutividade.

Dificilmente uma pessoa que não se exercita poderá adquirir resistência física ou energética, pois os canais de energia também se obstruem, como ocorre com veias e artérias. Essa obstrução dos meridianos produz um estado quase permanente de fraqueza e desvitalização. É comum que indivíduos sedentários se ressintam com maior intensidade dos impactos energéticos inerentes ao dia-a-dia. Isso ocorre porque as energias absorvidas em seu cotidiano acabam por estagnar-se devido à ausência de movimento e ao marasmo do corpo, ao invés de circularem e se dissiparem naturalmente. Formações energéticas depressoras aos poucos obstruem a circulação energética, densificando ou saturando o corpo etérico, que perde em viço e plasticidade. Perdurando a situação de inatividade física, todo o processo tende a se agravar, o que acaba por minar as resistências imunológicas do duplo etérico, deixando a pessoa com maior sensibilidade não somente aos impactos magnéticos e descargas energéticas, mas também aos ataques conscienciais da esfera extrafísica.

7. Fatores climáticos e atmosféricos adversos.

O clima é outro fator importante a ser avaliado quando alguém se sente desvitalizado. Muita gente tem pouca resistência ao calor, por exemplo, ou ao frio; assim, numa ocasião ou noutra, deparará com maior dificuldade de produção e menor rendimento em suas atividades. Notadamente o calor excessivo poderá causar transtornos de ordem vital, impondo evidente perda energética, principalmente as de natureza emocional.

A variação constante ou brusca do clima, assim como os fenômenos de grande impacto – como tempestades, vendavais, chuvas torrenciais, ressacas marinhas e catástrofes naturais –, movimentam cotas intensas de energia do meio ambiente, e muita gente é sensível a tais agitações. Corpos físicos humanos correspondem sempre e quase que imediatamente às variações climáticas; basta estar atento para percebê-las. Ao considerar a própria estrutura do soma, vemos que ela responde de forma análoga às transformações ocorridas no ecossistema planetário. Aliás, é um dos pressupostos da holística a integração ou interdependência entre macrocosmo e microcosmo.

Ao emitir um diagnóstico para as chamadas perdas energéticas, não se pode deixar de levar em conta o fator climático, pois o homem é parte da natureza, a despeito das convicções do mundo moderno, e com ela interage sem cessar.

8. Falta de resistência do corpo físico, ou corpo com poucas possibilidades vitais, devido a fatores cármicos ou acidentais.

Muitos egos ou consciências, ao elaborarem um corpo físico para si, no processo de reencarnação no planeta Terra, atraem um contingente de células físicas desorganizadas, em correspondência natural a seu arcabouço psicológico necessitado de reeducação, e em decorrência dele. Nessa situação, o corpo nasce deficiente de alguma maneira, seja no aspecto externo e funcional, seja no âmbito da vitalidade. Encontramos o último caso em pessoas que trazem a aparência constante de adoecimento, desvitalização, apatia ou fragilidade emocional. É lógico supor que elementos de ordem cármica devem ter contribuído para a formação de um corpo com algum tipo de deficiência. Contudo, além da possível causa de natureza cármica, podem ocorrer algumas disfunções cuja origem está associada a acidentes antes do nascimento, no útero materno, ou mesmo após o parto, causados por fatores como ignorância, incúria, imprevidência e muitos outros, e não por circunstâncias reencarnatórias.[4]

Certo é que tais pessoas se apresentam com os corpos

4. Dizer que algumas disfunções não têm origem cármica não significa afirmar que ocorreram por acaso, como alguém pode interpretar. Sabe-se que não procede a crença de que tudo ocorre por determinação de Deus. Como afirma *O livro dos espíritos*, nada acontece sem a permissão d'Ele, mas as escolhas são possíveis dentro de determinados limites. Para mais explicações, consultar os itens 258 e seguintes desse livro (Escolha das provas) e *O Evangelho segundo o espiritismo*, cap. 5, item 4 (Causas atuais das aflições), ambos de autoria de Allan Kardec.

físico e etérico visivelmente debilitados devido a limitações próprias de suas experiências particulares. Forçosamente, tal situação nos leva a constatar que organismos físicos ou etéricos dotados dessas características provavelmente devem oferecer pouquíssimas condições de equilíbrio. Usados pela consciência em caráter temporário estarão atrelados às origens desarmônicas descritas, por toda a encarnação. De posse de seus corpos, mas não sendo eles os corpos em si, tais indivíduos se encontram presos a inquietudes e limitações severas, deficiências, incapacidades e outros tipos mais de adversidade.

Há ainda uma variação desse quadro, expresso como desgaste natural dos corpos físico e etérico, tornando o ser inapto para a realização de algumas tarefas ou com graves dificuldades de manter estados emocionais de ordem superior. É que, na sua maioria, sucumbem diante das limitações físicas ou energéticas, reais ou aparentes, e entregam-se à depressão, à mágoa e a sentimentos desequilibrados, na tentativa desesperada de antagonizar a dificuldade ou protestar contra a situação temporária. Casos assim exigem, além de atendimento especializado e regular por parte da medicina, acompanhamento emocional permanente, pois que não somente o corpo físico está desgastado, limitado ou debilitado, mas principalmente os corpos etérico e emocional ou psicossoma.

Em resumo, não adianta "tapar o sol com a peneira", como diz o velho ditado. Embora a força e a coragem, a disciplina e as conquistas de alguns indivíduos que vivenciam as situações mencionadas, é imperioso haver acompanhamento ou tratamento emocional e reeducativo das bases do pensamento. Há que se render ao bom senso e admitir que determinadas tarefas ou estruturas de vida são inapropriadas para quem vive impedimentos dessa natureza. Nadar contra a correnteza, ir na direção contrária a que as necessidades apontam talvez acarrete um desgaste que a consciência não está ponta para administrar. O espírito acaba por sucumbir, extenuado, após diversas tentativas contrárias à natureza do organismo – dos corpos físico e etérico dos quais se utiliza.

Como entender, então, que uma pessoa com profundas deficiências emocionais e energéticas e sérias limitações em seu campo energético pessoal se dedique a tarefas nas quais é necessário doar bioenergias? De que fonte extrairá recursos energéticos para transmiti-los a outros, se ela própria oscila constantemente entre estados de maior ou menor desarmonia energética? Como manter a aparência de equilíbrio energético e emocional, quando a natureza – ou a própria consciência – designou para si um sistema orgânico que atesta, a todo instante, sua carência vital, emocional e energética?

Com efeito, alguns superam inúmeros desafios e conseguem manter, por um tempo dilatado, algo que se assemelha à harmonia. Entretanto, ao referirmo-nos ao estado de equilíbrio necessário ao desempenho da atividade terapêutica com bioenergia, dirigimo-nos muito mais ao fator energético-vital, às reservas de energia e vitalidade do duplo etérico e do corpo astral, do que propriamente aos impedimentos de ordem física, que podem ser mascarados. Não há como ignorar que é das fontes intrínsecas ao corpo vital que o magnetizador extrairá as bioenergias que transmite no ato de doação, manipulação ou transmutação fluídica. Perguntamos, então, reiteradamente: e se as próprias reservas estiverem comprometidas? Como manter um nível vital mínimo para doar a outros?

Creio que é preciso bom senso, sabedoria e visão desapaixonada para verificar quando os obstáculos naturais que se interpõem entre o desejo e a condição real do indivíduo se constituem em verdadeiros impedimentos, no momento em que a consciência se manifesta no mundo com vistas a sua própria reeducação. Deve-se buscar sempre a coerência com a sua própria estrutura orgânica e energética.

9. *Fatores emocionais extremos: decepções, cansaço mental e emocional.*

Alguns fatores dificultam a absorção das energias que mantêm o equilíbrio vital. No planeta Terra, no presente momento evolutivo, estão incorporados nos corpos humanos egos ou consciências, em sua grande maioria, carentes de reeducação emocional. Pela simples observação, deduz-se que as pessoas em geral são bastante permeáveis ao descontrole emocional e energético, cujas bases remontam ao passado reencarnatório das multidões. Verificamos quanto as questões emocionais, com suas nuanças e seus agravantes, interferem no tônus vital de cada um.

Grande número de pessoas atribui seu desgaste e descontrole a agentes da dimensão extrafísica – às vezes até como pretexto para justificar seu comportamento. Assim, teima em continuar negando ou desviando a atenção das próprias deficiências emocionais e da desorganização moral que traz impregnada em seu ser, num fenômeno clássico denominado pela psicologia como projeção. Muitos estão mergulhados num mar de emoções descontroladas ou vivem nos limites do equilíbrio emocional, mas não estão dispostos a encarar a própria debilidade, pois que é mais atraente creditar tais perdas, desgastes e danos energéticos a terceiros. Daí a eleger causas mirabolantes, de natureza mística, extrafísica ou extra-sensorial, é um passo. Logo aparecem argumentos que creditam tais distúrbios à paranormalidade ou à mediunidade descontrolada, "não desenvolvida" etc... Dessa maneira, a um só tempo, sustenta-se o desequilíbrio emocional e obtém-se destaque para si, preenchendo a carência por atenção, pois há certo *status* em ser vítima de forças ocultas e "sobrenaturais", não? Para esses indivíduos, parece que sim.

É muito comum encontrar esse tipo humano buscando soluções religiosas, prodigiosas e fantasiosas para a problemática que é interna, psicológica e emocional. Ele imputa a um agente externo – seja um espírito ou um suposto trabalho de magia que visa prejudicá-lo – o próprio descontrole, desequilíbrio e, às vezes, até mesmo a fuga da realidade. Ao topar com pretensos terapeutas, guias espirituais desinformados e incapazes de variada espécie, com profundas tendências místicas, entrega-se a maiores desvarios, até desembocar em amargas decepções e tragédias pessoais. Eis como milhares, estacionados numa postura mística e sem nenhum senso prático da vida, entregam-se, com facilidade e naturalidade impressionantes, à condução cega e perigosa de indivíduos cheios de segundas e terceiras intenções.

O caos emocional que não é trabalhado convenientemente acaba produzindo insatisfação, constrangimento e perda de tempo, com conseqüente aumento apreciável da problemática inicial. Adiar indefinidamente o enfrentamento daquilo que incomoda, transferindo responsabilidades, é dos caminhos mais daninhos e drásticos que podem ser tomados. Com o passar do tempo, o ser constrói uma realidade paralela e, enredado em meio a tantas desculpas, justificativas e explicações que inventou para mascarar a fuga insensata de seus reclames internos, não sabe mais como se conduzir, perdendo as rédeas da própria vida. Evidentemente, vive quase sempre em estado de perda energética ou de pseudo-obsessão.

10. Desconforto emocional e doenças da alma.

Muitas anomalias energéticas são geradas a partir de algumas emoções de caráter doentio, notadamente mágoa, ressentimento e medo excessivo, além de atitudes igualmente nocivas, como fuga, constrangimento e abatimento extremos. Fatores como esses criam algo semelhante a uma fuligem em torno do corpo psicossomático, dificultando a assimilação de energias externas ou limitando o poder de transmutá-las e absorvê-las, de modo análogo ao que ocorre com as ervas daninhas em meio à horta.

Nada pior que a mágoa para apagar o brilho da vida e a beleza da alma humana. Juntamente com as idéias errôneas e castradoras que se abrigam nas fontes do pensamento e das emoções, colabora para formar o panorama interno de infelicidade e desgosto profundos. Somem-se a isso os mecanismos de fuga da realidade – em geral, da realidade interior – e das responsabilidades perante a vida, o destino e a conquista da realização pessoal... Pronto: está desenhado um quadro lamentável, que exige coragem, determinação e muito trabalho para ser revertido.

Medo excessivo, acanhamento e apatia frente à vida e aos desafios que lhe são inerentes ocasionam o comprometimento do fluxo energético que sustenta a vitalidade orgânica; enquanto estiver debilitada, a pessoa mantém-se em estado de desânimo incomum, em que predomina a depressão. O corpo psicossomático ou emocional termina por sucumbir, dado à falta de resistência a desequilíbrios que são intensos e, sobretudo, duradouros.

Ao contrário do que crê o senso comum, as conseqüências energéticas da emoção desajustada são absolutamente concretas; repercutem na estrutura astral com tamanha violência, que causaria surpresa àqueles que imaginam a dimensão extrafísica como um plano diáfano, brando e suave. A realidade energética é muito mais dramática e grosseira – às vezes, até grotesca – do que faz crer a atmosfera fabulosa idealizada por místicos e imaturos, a qual só existe nos contos de fada e nas descrições de um suposto paraíso, pregado pelas religiões.

Desajustes e anomalias emocionais de caráter mais ou menos duradouro produzem, num estágio inicial, uma espécie de fuligem em torno das células do corpo psicossomático, a qual não passa da simples condensação ou materialização de emoções e pensamentos desequilibrados. Ao persistir a aglutinação dessa fuligem, com o transcorrer do tempo, forma-se, num segundo instante, uma crosta que chega a revestir toda a estrutura etérica e astral, dependendo do caso.

Pessoas com tais características não se encontram aptas a desempenhar sequer as transmutações energéticas necessárias à própria saúde, quanto mais tarefas de doação de recursos fluídicos. Carecem urgentemente de submeter-se à terapêutica bioenergética e emocional ou psicológica. Porém, até que possa promover a recuperação parcial e o reequilíbrio, o tratamento poderá se estender por um período mais dilatado, devido aos sérios danos que as emoções desequilibradas suscitam na contraparte etérica ou energética do homem.

11. Estresse, cansaço.

O acúmulo de trabalho físico, emocional ou mental acaba por gerar um tipo específico de desgaste, que se assemelha, na prática, às conseqüências do roubo vital. O desgaste advindo do estresse e do cansaço se parece muitíssimo com os efeitos da absorção indevida e sem permissão do fator vital, fato este que poderá levar a pessoa a suporse vítima de alguma espécie de vampirismo energético.

Muita correria, às vezes sem produtividade, além da convivência com o estresse do dia-a-dia, com um cotidiano acelerado por imposição de um ritmo frenético que virou marca da pós-modernidade, faz com que o desgaste atinja níveis alarmantes. Adicione-se a isso a exposição a situações desconfortáveis e a obrigação, para muita gente, de agir e conviver com situações contrárias à sua natureza e a seus gostos pessoais. Tudo isso representa uma ameaça à identidade emocional do indivíduo, de maneira a influenciar até mesmo a resposta imunológica de seu organismo físico.

Realizar tarefas de modo compulsório, sem satisfação, e comportar-se com a obrigação de agradar os outros, como um subterfúgio para evitar complicações maiores nos relacionamentos, constituem estratégias arriscadas e insensatas. Provocam a perda de grande cota de vitalidade, que é desviada para sustentar as aparências e a mentira social. Como se não bastasse, a pessoa perde a liberdade de ser o que é e o que deseja ser, forçando-se a abdicar de emoções, sentimentos e raciocínios para manter uma fachada de tranqüilidade e equilíbrio. Tal estado de coisas faz com que seu sistema energético reaja de forma a cobrar a vitalidade despendida nessa maneira anormal de viver a vida. Por isso afirmo que, algumas vezes, é preferível se expor, brigar e gritar por suas idéias a implodir pelo estresse e cansaço emocional, produzido pela atitude de mascarar a realidade interna. De qualquer modo, é necessário um trabalho de autoconhecimento a fim de que o indivíduo aprenda a identificar as necessidades emocionais e a expressar sua identidade.

Ao analisarmos a vida do Cristo – considerado por muitos, inclusive por mim, como o maior psicoterapeuta da humanidade – notamos momentos em que ele eleva o tom de voz e repreende seus interlocutores, chegando mesmo a xingar tanto seus seguidores quanto doutores da lei, escribas e fariseus, todos representantes do *establishment* de então. Há relatos em que manifesta evidente raiva, como ao derrubar as mesas de cambistas no templo. Fatos como esses, descritos no Evangelho, não são apenas anotações de caráter religioso; ao contrário, trazem ensinamento de grande proveito, sob o ponto de vista terapêutico. Mostram que há ocasiões em que a energia de insatisfação acumulada deve ser expurgada da intimidade do ser, a fim de não causar desequilíbrio.

Sob esse ponto de vista, não é inteligente abrigar emoções conflitantes e insatisfações, tampouco mascarar situações constrangedoras em nome de uma pretensa paz. Em geral, essa maquilagem das emoções e a tentativa de vivenciar uma santidade irreal ou falsa produzem estresse emocional. A pessoa que disfarça assim sua verdadeira situação ou insatisfação acaba por implodir; o corpo físico se ressente, então, e as defesas imunológicas respondem de maneira deficiente, permitindo o desenvolvimento de elementos indesejados para a economia do organismo.

12. Depressão e obsessão.

A depressão, tenha ou não raízes no assédio extrafísico, sempre é algo devastador na economia energética do indivíduo, com graves conseqüências também no que tange à química cerebral. Comumente, a pessoa que se entrega, em algum grau, aos estados depressivos perde cotas enormes de energia vital, principalmente porque sua mente passa a gravitar com insistência em torno de problemas, na maioria das vezes, de solução relativamente simples – os problemas, não a enfermidade.

Digo *simples* porque acredito que a maior parte desses problemas poderiam ser resolvidos com um *sim* ou um *não*. Sem menosprezar a complexidade dos fatores que envolvem o quadro psiquiátrico denominado depressão, realmente estou convicto de que, ao menos em sua gênese, essa patologia está ligada a um traço comum de personalidade. Quase todos os pacientes de depressão são indivíduos que, ao longo do tempo, adotaram o hábito de adiar decisões preciosas para a sua saúde integral; essa é uma prática que responde por grande número de processos depressivos de longo curso. O indivíduo abstém-se de tomar decisões na hora certa, com prudência e correção, embora saiba, muitas vezes, a resposta a seus questionamentos e conflitos existenciais. Ninguém passa incólume ao adiamento sistemático da tomada de decisões: quando se vê diante da problemática e, mesmo que de modo inconsciente, nota que abdicou do controle da situação e de sua própria vida, envolve-se na aura do pessimismo e termina em depressão.

Tive oportunidade de observar também outros fatores que ajudam a compor o quadro das depressões. Entre eles, doenças prolongadas, perdas familiares e amorosas e bloqueios emocionais, entendidos como dificuldades em resolver-se ou tomar decisões que possam diluir suas emoções. Além disso, podem-se observar outras causas freqüentes, tais como a visão reduzida da realidade e o confronto com a verdade da vida. Em certos casos específicos, existem de fato assédios conscienciais, em que notamos a clara participação de inteligências extrafísicas atuando no processo obsessivo, embora essa causa esteja entre as de menor número, comparada àquelas que dependem exclusivamente da pessoa acometida.

No entanto, é conveniente observar que, qualquer que seja a razão do processo depressivo, ele deve ser considerado como doença da alma e, como tal, abordado de forma intensiva. A depressão fatalmente produz uma defasagem energética intensa. Essa perda de tônus vital deve-se aos pensamentos desgovernados e às emoções cristalizadas, que consomem as reservas energéticas do corpo, da mente e do duplo etérico, as quais passam a ser canalizadas para alimentar a problemática e o padrão mental decorrentes da situação de enfermidade. Depressão, portanto, está intimamente relacionada a defasagem energética, a perda de fluido vital em todas as suas manifestações.

13. Inclusão do lazer no cotidiano e adoção de uma forma inteligente de gerenciá-lo.

Talvez as pessoas estranhem a expressão *forma inteligente*, mas é exatamente essa a forma adequada de definir a maneira de encarar a vida que leva em consideração as responsabilidades da existência, sem menosprezar as necessidades que a consciência tem de reciclar experiências, energias e emoções. E não conheço nenhum método mais prático e eficaz de *reciclagem energética*, de acordo com as considerações que apresentei nestas páginas, que o lazer produtivo.

Falo daquele lazer que produz satisfação, e não maior estrago nas emoções. Quase todas as pessoas estão acostumadas a dedicar momentos de suas atividades habituais ao entretenimento. Passeiam em *shopping centers*, tiram férias, divertem-se bastante, mas não sabem o que é lazer. Quando retornam de suas aventuras, freqüentemente se encontram cansadas de descansar, passear e divertir-se – às vezes, até, dizem-se extenuadas. Contudo, não trazem satisfação verdadeira diante do que realizaram. Costumo falar que se divertiram, mas não usufruíram do lazer. Precisamos urgentemente estabelecer uma diferença entre diversão e lazer, principalmente o lazer construtivo, aquele que poderá redundar em proveito, contribuindo para um resultado positivo em seu cotidiano. Portanto, o lazer faz parte de uma programação inteligente na vida de qualquer pessoa, que leve em conta seu equilíbrio energético e vital.

14. *Desperdício das energias vitais com atividades e hábitos nocivos.*

Nem sempre conseguimos lidar com as experiências cotidianas de modo enriquecedor. Adquirimos hábitos que, com o tempo, revelam grande teor destrutivo; embora sejam socialmente aceitos, às vezes são incorporados irrefletidamente à nossa maneira de ser, agir e viver, não sem prejuízos. Experimentamos situações que nos expõem a desgastes energéticos e vitais, em uma cultura na qual muitas coisas são consideradas normais e naturais, embora o evidente fator destrutivo. Sobretudo quando os hábitos não geram conseqüências imediatas, aí sim, são admitidos no patrimônio individual ou coletivo sem maiores resistências.

Os comportamentos promíscuos, sejam de caráter sexual, emocional ou energético, são os fatores mais determinantes no que se refere ao desperdício de vitalidade. Isso sem considerar que, além da questão de ordem puramente energética, ainda há o forte conteúdo consciencial, ou seja, temos de considerar os habitantes da dimensão extrafísica que se vinculam por afinidade àqueles que se comportam de forma a desrespeitar sua vida e a do próximo, ocasionando grave drenagem vital.

Somos submetidos a uma cultura que ensina, por exemplo, que sexo é diferente de amor. Isso é verdade caso se considere apenas o lado material, físico e orgânico, e não a realidade cósmica, energética ou espiritual, que permeia inexoravelmente atitudes e comportamentos, quaisquer que sejam. Muitos dos que defendem a visão de que a vivência sexual é algo desvinculado do amor, em geral querem desculpar, inconscientemente, os escapes energéticos e vitais que lhes são característicos naquele momento. Acreditam precisar de um comportamento dito *aberto* – mas promíscuo, na verdade, tanto no aspecto emocional quanto no sexual. A justificativa para tal comportamento, na maior parte das vezes, fica a cargo das modernas teorias a respeito de amor e sexo, da permissividade apresentada como suposta conquista, e da liberação da vida íntima. Juntamente com teses assim, que de tempos em tempos vêm à tona, por meio de *best-sellers*, inspirações e terapeutas da moda, há um comprometimento da qualidade de vida, da saúde emocional e psíquica, que cedem lugar frente a hábitos nocivos, advindos de um tipo de raciocínio que prega liberalidade e entrega, ao invés de liberdade e responsabilidade.

A mente, o pensamento e o comportamento humanos são ou estão intimamente ligados à questão energética, à realidade da energia. Sem julgar ninguém, podemos afirmar que a qualidade e a elevação dos conceitos nutridos pelo indivíduo é que determinam a qualidade de seu comportamento e de suas vivências.

15. Indisciplina mental e emocional no gerenciamento dos horários de trabalho e descanso.

Um dos desafios da modernidade é a gerência do tempo, da vida e do trabalho. Observamos muitos comportamentos que merecem ser reciclados urgentemente, pois são insatisfatórios para as próprias pessoas. Não conseguem disciplina, por causa de sua insubordinação a certas leis sociais e naturais, mas cobram do outro aquilo que não conseguem de forma alguma realizar. Seu fuso horário freqüentemente difere de forma marcante do hábito da maioria das pessoas; vivem envolvidas, por isso, numa briga constante consigo, com o mundo, com Deus e com a vida, uma vez que não se sentem satisfeitas com o andamento do sistema no qual se acham inseridas. E o pior é que sabem ser inútil se rebelar, pois o sistema não se modificará para se adaptar a seu modo de agir ou de ver o mundo.

Diante do impasse, sem encontrar a medida do equilíbrio, tampouco um jeito satisfatório de resolver ou conviver com a própria indisciplina, procuram escorar-se ou viver à sombra de alguém, que se transforma em sua vítima emocional, enquanto o indivíduo indisciplinado passa a ser o agente vampirizador das emoções de quem o sustenta energeticamente. Quem lhe serve de apoio emocional também é o escolhido para escutar e, assim, ajudar a manter as desculpas pela indisciplina e as justificativas para a dificuldade de gerenciar a própria vida.

Aqueles que se encaixam nesse perfil costumam mostrar algumas marcas no comportamento. Primeiramente, são desorganizados com seu tempo, sua vida e seu ambiente de trabalho. Em segundo lugar, como estão sempre correndo contra o tempo e não conseguem se adaptar ao comportamento social mais natural, vivem brigando consigo mesmos. Sendo assim, sua vitalidade vive constantes altos e baixos, pois seu comportamento constitui uma válvula de escape das forças vitais que deveriam ser canalizadas para manter sua qualidade de vida.

16. Esgotamento intelectual, devido, principalmente, à falta de observação dos próprios limites.

A dificuldade em reconhecer, demarcar e viver dentro dos limites que a natureza traçou para cada um acarreta o desgaste que a maioria sente perante situações triviais, que não apresentam nada de extraordinário.

Não observar os limites do próprio corpo, da mente e das emoções determina que as reservas energéticas e a fonte de abastecimento vital estejam sempre abaixo do necessário para suprir as necessidades. A energia que deveria ser o combustível para as realizações proveitosas é desviada naturalmente, a fim de cobrir a extorsão de vitalidade que o organismo sofre. Esse é o resultado de não perceber os próprios limites, o que implica o desgaste além da conta, causado pelo envolvimento com o que não lhe diz respeito e a entrega aos arroubos e às explosões emocionais – que, indiretamente, promovem um desastre nas emoções daqueles que convivem com o agente causador da desarmonia. Como se vê, infelizmente o desgaste energético e vital não é somente do agente, mas a dificuldade em viver dentro de seus limites faz até mesmo com que ultrapasse o limite alheio.

Essa característica é responsável também por perdas violentas de vitalidade entre membros de uma comunidade ou agrupamento, embora os agentes da desarmonia, na maior parte das vezes, passem despercebidos diante do desastre que provocaram. Voltam depois às mesmas vivências, aos velhos hábitos, e permanecem olvidando os apelos da vida para a sua reeducação.

17. Apropriação indébita das energias alheias por meio do vampirismo energético e vital.

Cada um de nós, ao interagir com outros seres humanos, estabelece variadas combinações de campos energéticos, que se interpenetram, exercendo e recebendo influência. Nessa interação magnética e vital, ora somos vítimas, ora somos agentes vampirizadores dos que convivem conosco.

A maior parte dos processos de nutrição energética acontece de modo inconsciente e automático, embora possam ocorrer voluntária e deliberadamente, a depender dos envolvidos. Eis por que devemos guardar grande cuidado com nossas reservas energéticas e vitais. Envolvimentos de natureza emocional, sexual, social ou profissional respondem, em grande número de vezes, por roubos e transferências energéticas prejudiciais à saúde. Em tal situação, o problema maior é que quem perde o combustível vital não o percebe imediatamente, mas, aos poucos, sua imunidade energética se compromete, sua qualidade de vida e seu desempenho pioram visivelmente.

Podemos considerar os agentes vampirizadores como ladrões de energia, pois que roubam as reservas vitais do outro, mesmo que não haja intenção. Aliado a esse quadro, geralmente está presente nesse tipo de pessoa um traço de personalidade muitas vezes oculto: o egocentrismo, característica moral que permite ao vampiro de energias a sobrevivência com os recursos alheios. Excessivamente centrados em si mesmos, têm dificuldades de entrar em contato com as fontes naturais de vitalidade e, sem que o saibam, provocam o escoamento do elemento mais precioso para a manutenção da harmonia e do equilíbrio da vida humana.

CAPÍTULO 6

Métodos de reabastecimento energético

AS CAUSAS de desgaste energético descritas e comentadas ao longo dos 17 itens do capítulo anterior são freqüentes nas queixas de pessoas que procuram consultórios, centros espíritas e outros locais. Minhas observações ao longo dos 25 anos em que exerço profissionalmente a terapia holística, além de meus estudos e experiências no campo do magnetismo e da sensibilidade psíquica, naturalmente levaram-me a estabelecer algumas posturas e considerar que determinadas práticas, caso se tornem hábitos, podem auxiliar na reposição da maioria dos tipos de energia e do tônus vital.

É claro que, dependendo da intensidade da perda, do desgaste ou do roubo de energia, o indivíduo terá que se submeter a algum tipo de terapia que reponha magneticamente a vitalidade perdida, restabelecendo o equilíbrio. Mas, entre os diversos hábitos que a pessoa pode desenvolver para aproveitar melhor o próprio potencial energético e manter estável o nível de vitalidade do organismo, anotamos alguns, a seguir:

- organizar seu tempo de forma a respeitar seus limites e necessidades, que são próprios de sua consciência encarnada, intrafísica, e, portanto, pessoais;

• desenvolver uma conduta ética, de maneira a cultivar valores e virtudes;

• conceber a existência e a convivência com pessoas de tipos diferentes, com vontades e desejos que não os seus – trata-se da cosmo-ética;

• ser capaz de desenvolver e manter amizades sadias;

• receber e conceder afeto para se abastecer emocionalmente e, ao mesmo tempo, ser fonte de qualidade para o intercâmbio vital sadio – a troca de energias de qualidade previne os assédios consciencias;

• tornar o lazer e o divertimento hábitos sagrados, introduzindo-os na programação semanal, assim como se faz com o trabalho;

• ouvir músicas de qualidade e deleitar-se com os sons da natureza;

• desenvolver maturidade suficiente para que se possa saber quando parar o consumo de bebidas alcoólicas;

• evitar o fumo e outros tipos de droga, mesmo as socialmente aceitas;

• dedicar tempo para envolver-se com as coisas pessoais, curtir seu quarto, seu espaço e suas preferências;

• manter certo controle sobre os fatores que determinam a saúde do corpo e da mente, monitorando-os, mas sem exagero;

• evitar a absorção de lixo mental e emocional;

• rir, brincar, gritar algumas vezes... – em suma, ser humano e não perder a espontaneidade;

• resgatar a simplicidade em todas as coisas, o máximo que lhe for possível, simplificando o modo de viver e os relacionamentos;

• dormir o suficiente: pelo menos 7 horas por noite, segundo apontam os estudos desenvolvidos na dimensão extrafísica; caso não se consiga, permanecer deitado, tranqüilo, quieto, a fim de complementar o tempo mínimo necessário para seu sistema nervoso abastecer-se e revigorar-se;

• manter atitude mental e emocional de elevado teor qualitativo, de modo a coibir decisivamente as intromissões conscienciais indevidas;

• não pautar sua felicidade pelas reações emocionais

alheias – ser feliz a despeito da infelicidade até mesmo daqueles que você ama, se for o caso;

• compartilhar e comemorar os acontecimentos bons de sua vida, brindando à felicidade e às conquistas pessoais;

• não se tornar vítima nem ser conivente com o consumismo;

• evitar *autocorrupções* – termo cunhado no plano extrafísico para referir-se à tendência íntima de ceder a impulsos imorais –, as quais propiciam o conluio com inteligências do astral dotadas de baixo padrão vibratório;

• aprender a alimentar-se adequada e regularmente, sem excessos, com diversificação e o máximo de equilíbrio;

• *alimentar-se*, e não apenas comer; *saborear*, e não apenas sentir o gosto;

• saber vestir-se de modo a agradar-se, sem ferir a elegância e os valores do próximo;

• saber conviver para viver bem;

• entrar em contato com as energias da natureza,

aprendendo a absorvê-las e transmutá-las em benefício próprio.

Embora os comentários acerca das chamadas perdas energéticas e vampirizações vitais, quer entre vivos, quer em meio aos seres extrafísicos, algo é preciso admitir: durante a experiência física, é impossível para qualquer pessoa, seja no corpo ou fora dele, viver de tal forma que não se exponha aos fluxos energéticos e às forças antagônicas de outros indivíduos.

Muitos desgastes derivem da convivência social ou privada com entidades físicas e extrafísicas em estado de carência energética ou emocional. Apesar disso, também há a possibilidade de ser vítima de perdas vitais advindas do contato com seres cuja existência se acha numa condição de subnutrição fluídica, própria de uma realidade um nível abaixo do contexto propriamente humano. É o caso, por exemplo, dos vampiros de energia – criaturas que perderam a forma humana, mas têm existência real na dimensão extrafísica. Para compreender melhor o assunto, recomendamos recorrer a literatura especializada, e para isso indicamos o livro *Legião*.[5]

É bom desenvolver a consciência de que certas energias antagônicas são comuns em todo relacionamento ou

5. PINHEIRO, Robson. Pelo espírito Ângelo Inácio. *Legião: um olhar sobre o reino das sombras*. Trilogia O reino das sombras, vol. 1. Casa dos Espíritos Editora, 2006.

agrupamento humano, principalmente naqueles cujas discussões e estudos giram em torno de idéias renovadoras, onde se pesquisa e fomenta o desabrochar de mentalidades novas e salutares. Sob tais circunstâncias, o antagonismo não caracteriza necessariamente roubo de vitalidade; pelo contrário, a expressão comum de idéias divergentes, que gravitam em torno do indivíduo, favorece o progresso. Nesse caso, o impacto energético em si é estimulante da discussão, que leva ao engrandecimento do intelecto – ou seja, é positivo. Contudo, o desgaste ainda se verifica, pois decorre da forma como é recebido o choque energético. Dependendo da maneira como alguém recebe o impacto de uma energia de oposição, poderá, sim, sofrer relativo prejuízo. Isso dependerá da suscetibilidade do indivíduo, que pode apresentar desde uma simples hipersensibilidade até um nível mais alto de alteração da consciência.

Sofrem mais aqueles cuja mente está encaixotada ou enquadrada em determinada atitude mental, doutrinada a ponto de não admitir nenhuma outra maneira de ver a verdade e a vida, ou que se sujeitaram a poderosa lavagem cerebral e mental, mergulhando em doutrinas, filosofias ou pseudociências e fechando-se em seus preceitos. Geralmente, sentem grandes impactos energéticos ou, em vez disso, emitem energias discordantes, submetendo seus interlocutores a intenso desgaste intelectual e emocional.

Na maioria das vezes, o modo obtuso de ver, a forma tacanha de agir, as atitudes castradoras e punitivas de qualquer natureza, repressoras do progresso e do exercício saudável do pensamento, são o produto espúrio do encaixotamento mental e de lavagens mentais levadas a efeito no contato prolongado com idéias conservadoras. Pessoas que apresentam essas características costumam ter nos expositores de idéias novas e nos expoentes do progresso uma válvula de escape, que lhes possibilite descarregar suas energias mumificadas e engessadas.

Diante de tais assédios interconscienciais ou do expurgo de energias infectas por parte de pessoas como as que descrevemos, os que foram visados nessas situações, ou seja, suas vítimas, freqüentemente encontram-se desprevenidos. Como conseqüência, ressentem-se com o dispêndio de vitalidade causado. É de se esperar que, com o tempo, esses indivíduos se dediquem ao conhecimento e à manipulação energética, compreendendo os princípios mais elementares no trato com ocorrências do tipo. A partir de então, podem utilizar diversos métodos eficientes para imunizar-se contra agentes reacionários, que desencadeiam impactos energéticos nocivos à saúde integral.

Contrariamente ao que alguns pensam, ninguém precisa ficar preocupado e temer esse tipo de assédio energético ou força antagônica, já que é algo corriqueiro no planeta Terra e numa civilização como a nossa, com características evolutivas ainda tão infantis. Ao contrário, esse fato deve ser visto como importante aliado ao crescimento pessoal. Afinal, é necessário desenvolver firmeza ética e moral e robustez energética, que nos capacitem ao enfrentamento dos impactos energéticos com o mínimo prejuízo e sem provocar atitudes antifraternas, de intolerância para com aqueles que originam tais situações, muitas vezes sem o saber.

É claro que, numa emergência energética ou perda vital significativa, a pessoa deverá recorrer a alguma técnica que a auxilie a restabelecer-se. Um exemplo é o chamado *acoplamento áurico*, que consiste em aproximar-se vibratoriamente de outra consciência – quer durante a projeção da consciência, quer em vigília – a fim de reabastecer-se de vitalidade e suprir a carência magnética. Eis o porquê da orientação de Jesus, magno educador e autor do processo educativo da humanidade, constante no maior tratado de ciências psicológicas que há: o Evangelho. Ele disse aos discípulos que, ao visitar qualquer lugar ou expor as idéias renovadoras de que eram portadores, *estivessem sempre acompanhados* (cf. Mc 14:13; Lc 10:1 etc.). Naturalmente, Jesus não deu esse conselho senão por conhecer a realidade energética humana. Sabendo do impacto vibratório inerente a toda idéia renovadora ou inovadora, previu a possibilidade do reabastecimento magnético por meio do acoplamento áurico de seus seguidores.

De todo modo, acima de quaisquer atitudes que adotemos ao deparar com choques vibratórios e perdas magnéticas intensas, quando estivermos expostos a uma multidão ou um grupo de pessoas com idéias antagônicas, a defesa maior será estabelecer uma postura baseada na clareza das idéias transmitidas e representadas por nós. Argumentos claros e objetivos na exposição dos conceitos, além de emoções tão equilibradas quanto possível, são a maior arma de que podemos dispor. Assim, daremos um salto quântico, qualitativo, no que concerne à energia gerada por nossa mente, já que, como vimos, tudo no universo é energia e procede de sua transmutação ou transformação.

Nas ocasiões em que é necessário enfrentar situações mais drásticas, a pessoa deve esforçar-se por manter a mente em atitude de higiene, evitando contaminar-se com raiva ou sentimentos de vingança, precavendo-se para não sofrer posteriormente as conseqüências de abrigar emoções em desequilíbrio, na hipótese de o interlocutor ou os interlocutores não corresponderem às expectativas.

Enfim, é evidente para todo estudioso das ciências psíquicas, da bioenergética em particular: de forma alguma se pode esquecer da assistência permanente de habitantes de dimensões superiores, consciências extrafísicas comprometidas com as idéias que pretendemos representar.

CAPÍTULO 7

Energias da natureza

TODOS permanecemos em constante interação com as energias do ambiente ao redor, inclusive aquelas oriundas do cosmos, dos astros em geral e do interior do planeta. Por meio dos corpos sutis e energéticos, as energias naturais tanto quanto as geradas são absorvidas e distribuídas ao longo da cadeia de meridianos – ligações sutis entre os diversos chacras – e, a partir destes, chegam aos órgãos e glândulas correspondentes. Essa é uma operação autônoma, involuntária, "automática", por assim dizer.

É inerente aos chacras, enquanto órgãos energéticos, a capacidade de absorver energias de plantas e minerais, da água, do ar e de outras fontes. Os fluidos são absorvidos, e, em maior ou menor grau, sua vibração pode ser aumentada ou sutilizada em níveis muitíssimo elevados, dependendo do chacra mais atuante na fase de assimilação.

Todo esse processo, que se dá num nível mais sutil da energética humana, é de extrema importância para a manutenção da saúde e da vida, tanto quanto para que o indivíduo possa desenvolver-se no sistema do qual faz parte. Qualquer ascensão a planos mais altos de conscientização só será possível à medida que ele se integrar às diversas formas de energias que o envolvem, realizando trocas energéticas proveitosas.

Para entender melhor o assunto, é preciso levar em conta alguns aspectos da estrutura fisiológica do ser humano. O organismo foi desenvolvido segundo um modelo predefinido pela Suprema Inteligência, de maneira tal que contém em si todas as dimensões, análogas às que existem na natureza. No âmbito mais denso, o corpo físico relaciona-se diretamente com as energias geradas no ambiente puramente físico e material da criação. O duplo etérico, por sua vez, está ligado intimamente ao aspecto menos denso do elemento material, ou seja, à dimensão etérica, onde se encontra a matéria em estado plasmático. Em conexão com a realidade emocional e transitória, extrafísica, porém semimaterial, está o corpo astral ou espiritual. Um a um, sucessivamente, os demais corpos formam conexões energéticas com as dimensões mais sutis e elevadas, conforme a natureza de cada um. Cada dimensão ou plano apresenta energias que lhe são peculiares, e que existem exclusivamente em determinada faixa vibracional, análoga ao corpo homônimo no complexo humano. Portanto, cada corpo possui natureza, qualidade e intensidade próprias da dimensão específica com a qual se relaciona.

Assim, é possível entender que, na hipótese de se subtrair este ou aquele corpo do ser, ele fica impedido de atuar no plano correspondente, pois é o corpo o instrumento que permite sua interação com aquele meio. O exemplo mais óbvio dessa situação é o desencarne, que expulsa o espírito do ambiente material por meio da morte do organismo físico. Sem o aparato carnal, o ser está imediatamente impossibilitado de viver *fisicamente*. Contudo, pode-se indagar: se a vida material não é mais acessível à consciência extrafísica, pois que perdeu os corpos físico e etérico, como o pensamento dos seres corpóreos pode continuar a receber a interferência de desencarnados? A explicação é simples e reside no mesmo princípio de dimensões e corpos homólogos. É no plano mental que circulam as idéias. Ora, ambos os indivíduos, tanto o que habita a dimensão física como aquele que a abandonou, permanecem de posse de seu corpo mental. Portanto, estabelece-se a comunicação, sem maiores dificuldades. E isso ocorre com ainda mais propriedade, pois o pensamento permutado virá revestido de formas-pensamento e imagens mentais, próprios da dimensão astral, imediatamente inferior ao plano mental, na qual também ambos os indivíduos atuam, uma vez que tanto um como outro possuem perispírito.

SUBCAPÍTULO 7.1

Obtendo o melhor resultado

RETOMANDO o tópico principal, acerca da circulação de energias naturais, nota-se que é impossível deixar de assimilar o manancial energético à disposição na natureza; ainda que de modo parcial, todo ser vivo o faz, sem exceção. Entretanto, pode ocorrer que alguns, mais informados, desempenhem essa função de forma consciente, utilizando-a para auxiliar objetivamente a si e a outros.

Isso ocorre em virtude de uma característica essencial à compreensão de toda troca energética na natureza: é que as diversas modalidades de fluidos e de elementos emissores e receptores de energia interagem quando estão na mesma faixa de vibração. Seguem exatamente o princípio dos corpos e dimensões homólogos, conforme explicado há pouco. A diferença está em até que ponto o indivíduo procura estabelecer sintonia com o processo, que é natural, involuntário, mas que se potencializa grandemente à medida que se emprega a *vontade*. Este, portanto, é um fator determinante, que pode influenciar de modo acentuado os efeitos obtidos em um intercâmbio energético.

Deduz-se que, basicamente, há duas formas de transferir ou absorver as energias da natureza, tanto quanto as artificiais, isto é, aquelas criadas por seres humanos. Primeiramente, há as transferências energéticas entre corpos e elementos da mesma dimensão, sem que haja necessariamente entrosamento entre esses componentes. Dessa forma, ficam preservadas as características do corpo, que permanece até certo ponto alheio ou relativamente insensível à atmosfera fluídica do ambiente. Há apenas a transferência, sem ocorrer efetiva harmonia entre os agentes envolvidos. Em uma segunda modalidade, ocorre uma espécie de metabolização na troca energética, com aumento considerável da qualidade e da intensidade do processo.

Nesse caso, dá-se algo mais vigoroso e rápido, com resultados perceptíveis, devido à maior integração energética.

Nem é preciso dizer qual categoria se almeja ao longo de um processo terapêutico. Contudo, tal sintonia ainda não é o suficiente para alcançar os melhores resultados.

Dentro da segunda classe, em que existe harmonia entre os agentes doadores e receptores das cotas de energias ou fluidos, podem-se identificar casos em que o receptor não sabe ou não aproveita inteiramente o *quantum* energético doado ou absorvido, pois não demonstra capacidade de produção energética de qualidade. Ele apenas recebe, armazena, mas não dinamiza aquilo que lhe foi destinado ou simplesmente não incorpora ao seu quadro energético tal cota fluídica, o que é uma pena, pois ela tende a se dissipar em pouco tempo. Muitas pessoas se encaixam nessa classificação, quando procuram a transfusão psíquica ou energética por meio de passes, magnetismo e bioenergia. Uma vez abastecidas, não produzem, não sutilizam nem sabem como multiplicar e renovar a energia recebida, que, enfim, se exaure por si mesma.

Idealmente, a cota recebida deve provocar transformação no ritmo, na produção e no abastecimento energético do indivíduo, que passa assim a se realimentar num ciclo mais saudável, de menos dependência externa. Aqueles que apresentam um fator de rendimento ingerem certa cota de fluidos vitais ou bioenergia e passam a movimentar esse *quantum* energético, produzindo trabalho compatível com a quantidade e a qualidade das emanações recebidas, absorvidas e transmutadas. Multiplicam-no sobretudo por meio de suas próprias doações, situação que obedece ao preceito que diz: “É dando que se recebe”. Afinal, doar é exercitar o sistema energético, que sai fortalecido, da mesma forma como ocorre com um músculo, que se desenvolve à medida que dele se exige em treinamentos.

É claro que, com as energias da natureza, também ocorrem casos semelhantes. Há indivíduos que estão em contato regular com fontes energéticas e vitais de grande potência e até conhecem os benefícios delas advindos. Porém, não aprendem a sutilizar ou transmutar tais energias, deixando passar a oportunidade de distribuir, aumentar e dar mais qualidade aos fluidos.

A relação do homem com a natureza é algo fundamental para a economia energética do mundo. É preciso desenvolver a consciência coletiva da importância dessa interação energética e vital com os elementos e as dimensões sutis da vida, a fim de que haja uma espécie de síntese ou um amálgama das energias da natureza com as irradiações humanas. Isso resultará em elevado rendimento da produção intelectual, do trabalho e dos demais aspectos da vida humana, redundando em progresso.

É lógico deduzir que deve haver vários sistemas de transferência energética, ou procedimentos cujo objetivo é elevar o *quantum* energético individual e das comunidades. Como vimos, as fontes vitais ou os combustíveis energéticos estão intimamente relacionados ao emprego da vontade, à capacidade de doação e absorção e também ao conhecimento de técnicas adequadas, que possam extrair o máximo das transmutações energéticas.

Nesse último item inclui-se a detecção daquilo que chamaremos de afinidade prévia do receptor com fontes naturais específicas. Todos temos ligação energética mais estreita com determinado ambiente da natureza, conforme revela a tradição dos povos que se destacaram, ao longo da história, por possuírem grande capacidade de explorar os potenciais naturais. Na verdade, trata-se de descobrir com qual reduto natural o indivíduo tem mais afinidade, qual se afina melhor com seu padrão energético primordial; isto é, ajustar um ao outro, elegendo o tipo de energia mais adequado a cada ser.[6]

6. Talvez soe arcaica a informação de que a vibração do ser humano se relaciona a esta ou aquela paisagem natural; porém, é preciso lembrar que em todas as épocas houve comunidades que se viam como parte do ecossistema – o que permitiu a elas, em dado momento, grande conhecimento das propriedades energéticas naturais. É o paradigma ocidental e moderno que estabeleceu a cisão vigente, em que o homem se vê alijado da natureza. Quem sabe se deva a isso a relação de intensa degradação que se estabeleceu com o meio ambiente? Desde a Revolução Industrial, nota-se o agravamento desse fato, principalmente ao longo do séc. XX, o que traz para a ordem do dia os debates ecológicos. Entretanto, para os antigos, mestres na manipulação dos recursos naturais, tudo, inclusive o próprio temperamento humano, integra e revela a natureza energética individual, pois o perfil psicológico também é uma característica da natureza. Mitologias diversas, entre elas a africana ioruba, enunciam tais conhecimentos em profundidade.

Reunindo todos os aspectos listados, conseguiremos potencializar ao máximo os efeitos do reabastecimento energético junto à natureza.

SUBCAPÍTULO 7.2

A natureza e seus elementos

APRESENTAMOS adiante um resumo do que temos aprendido com pesquisadores da esfera extrafísica, no que tange às formas de manifestação da energia primordial na natureza e de como podemos aproveitá-la.

1. Reino vegetal

O reino vegetal apresenta característica energética que varia bastante, de acordo com os seres presentes nos diversos sítios naturais. O local é sem dúvida fator importante: próximo ou distante de reservatórios aquáticos, que podem ser de água salina, doce ou salobra; com maior ou menor umidade, exposição à chuva e aos raios solares. Localização e características climáticas definidas, o tipo de vegetação deve igualmente ser levado em conta, descortinando a rica variedade energética encontrada no reino vegetal.

Como cada ser humano possui, conforme apontamos, uma nota harmônica entre sua natureza e a natureza vegetal – e deve procurar senti-la –, o interessado no intercâmbio fluídico deve observar primeiramente qual elemento está ligado à concentração de plantas que pretende utilizar. Se a vegetação estiver próxima a cachoeiras, junto às fontes de água doce, será aí que as pessoas sonhadoras encontrarão energias para se revigorar. Também se beneficiarão aquelas que têm maior habilidade de se envolver com o amor, a sensibilidade e a preservação da vida, bem como as pessoas cuja natureza arquetípica está ligada simultaneamente aos tipos masculino e feminino.

Quando o elemento vegetal estiver associado à paisagem montanhosa, esse é o reduto apropriado para que indivíduos com temperamento explosivo possam reabastecer-se. Os recantos onde a vegetação cresce isolada, distante de outros ambientes, é o destino ideal àqueles mais solitários ou que apreciam a solidão, pois lá encontrarão a energética própria de sua singularidade mental e emocional.

As matas expressam a energia da cura. O aroma e as propriedades terapêuticas das folhas e flores repõem as energias e refazem nossas forças. Entrar em contato com matas, florestas e locais onde predomina o verde é colocar-se em conexão com o elemento curativo da natureza de forma mais intensa.

É útil lembrar que, nestas páginas, não pretendemos editar um manual para que o leitor se relacione com as energias próprias de sua dimensão existencial, mas apenas dar exemplos que ilustrem este ponto de vista.

2. *Reino mineral*

A energética do reino mineral ou dos elementos a ele

pertencentes varia muito segundo a localização ou o tipo de paisagem considerada, talvez ainda mais do que no caso dos vegetais. Temos uma energética particular para os minerais sólidos, arenosos, diferente da que se observa no mineral associado à água. Em contato com esse elemento, é preciso analisar os fatores geológicos e geográficos, a localização e a altitude, bem como se a associação se dá com mares, lagoas, rios, cachoeiras ou lençóis freáticos e olhos d'água.

Sabe-se que as energias naturais encontradas no reino mineral têm ação direta sobre o corpo etérico. Alguns dos elementos minerais tornam voláteis os fluidos densos aderidos ao duplo. Na dimensão extrafísica, a medicina sideral potencializa as irradiações do urânio e do césio, por exemplo, com o objetivo de destruir células cancerosas. Todavia, as vibrações desses mesmos elementos podem ser altamente destrutivas e daninhas à tessitura do duplo, hipersensível, assim como as que se originam de outros minerais, especialmente os radioativos, e também as que emanam de muitos equipamentos humanos.

Tudo depende do nível vibratório em que se encontram os minerais. A título de comparação, é mais ou menos como ocorre com a homeopatia: de acordo com o número de dinamizações, a substância primordial, que era venenosa ou prejudicial à saúde, vai-se tornando progressivamente mais sutil, assumindo propriedades curativas e medicamentosas distintas à medida que atinge níveis energéticos mais elevados.

Visto que as emanações do reino mineral interpenetram com extrema facilidade a dimensão etérica, o contato com a dinâmica de certos elementos pode também favorecer a fixação de energias benéficas no corpo etérico. Pode-se ingerir água na qual determinados cristais ficaram imersos, entre outras técnicas, ou submeter-se à exposição da luz que atravessou alguns minerais.

Como se pode ver, requer-se acurada perícia de quem pretende manipular tais energias, tendo em vista os perigos que a aplicação incorreta pode ocasionar, conforme demonstrado anteriormente.

3. Ar e água

O ar e sua dinâmica energética têm efeito principalmente sobre as correntes vitais e sutis do corpo etérico, que é material, embora de menor densidade que o físico. Repositório da vitalidade do homem, o duplo tem a circulação de energias e a distribuição de fluidos sutis bastante auxiliadas pelo elemento ar, mais precisamente por meio da respiração, especialmente quando é realizada junto aos sítios naturais.

A água e suas energias têm propriedades revigorantes e também atenuantes de emoções fortes e tempestades emocionais, geralmente nocivas a pessoas e ambientes. Além de reabastecer o indivíduo, a água absorve e transmuta qualquer tipo de energia, densa ou sutil, realizando trocas energéticas altamente proveitosas.

Cachoeiras, lagoas e lagos, rios, riachos e fontes de

água doce suavizam as emoções por agir diretamente no campo astral do ser humano. Ao entrar em contato com esses locais, o corpo astral ou emocional abastece-se e é higienizado. Como a água possui a capacidade de absorver todas as freqüências eletromagnéticas, assimila as energias densas anexadas à aura. Por essa razão, ao banhar-se ou tão-somente aproximar-se de tais sítios naturais, o indivíduo costuma sentir grande alívio. Relata estar mais leve, tranqüilo e com emoções mais brandas. Em seguida à absorção de elementos de natureza mais densa, antes aderidos ao campo áurico, a irradiação da água doce provoca uma transferência energética revigorante, principalmente se ocorrer em ambientes ricos em plantas e com muito verde.

Encontrada em mares e oceanos, a água salgada apresenta propriedades bem distintas. Por ter em sua constituição o sal, conhecido como sal marinho, é um elemento de polaridade energética *yang*, oposta à da água doce, cuja característica *yin* suaviza, eteriza ou "luariza" nossas vidas. Além disso, o oceano é o berço de toda a vida no planeta Terra, o que nos faz compreender o tipo de magnetismo mais primário e vigoroso que emana de si.

As águas marítimas energizam, revigoram e transmutam energias ainda mais densas ou cristalizadas na aura, oriundas de emoções fortes ou violentas, bem como aquelas que se encontram arraigadas no indivíduo, cultivadas por longo tempo. O sal e as ondas do mar, ao entrarem em contato com o corpo físico, rompem a crosta de fluidos densos encontrados no duplo etérico, absorvendo imediatamente os miasmas, resíduos e parasitas energéticos. A sensação de alivio é quase imediata. Além de tudo, a própria atmosfera do local traz certo encantamento e tamanha beleza, que inspira artistas de todos os tempos, o que mostra como se torna favorável à mente a sintonia fina com tais elementos sutis.

SOB TODO ASPECTO, o contato com a natureza é algo de extremo valor para a saúde física e emocional. É parte de um processo curativo que todos que procuram qualidade de vida deveriam tomar como hábito. Nos momentos de contato mais íntimo com a água, o verde e as folhas há uma troca energética intensa, que, embora invisível, pode ser facilmente percebida em seus resultados práticos, empíricos, mesmo que ainda não sejam detectados pelos instrumentos tecnológicos atuais.

É bom não se esquecer, no entanto, de uma informação relevante. As propriedades de fixação, penetração ou absorção das energias encontradas na natureza não são de forma alguma absolutas; muito pelo contrário, dependem da conexão mental e emocional do indivíduo com a fonte natural. Quem entra em contato constante com os elementos da natureza, mas não se envolve com eles, ignorando o recurso de que dispõe, e tampouco estabelece uma postura mental e emocional de respeito e valorização dos sítios naturais, evidentemente não consegue realizar a transmutação ideal. É preciso adotar uma atitude genuína de respeito e uma relação mais profunda com os elementos da natureza planetária para se beneficiar de toda a amplitude de recursos que eles têm condições de oferecer.

SUBCAPÍTULO 7.3

Outros aspectos a considerar

USUFRUIR dos recursos energéticos da natureza, como já dissemos, requer conhecimentos específicos e consciência. Não basta aproximar-se do ambiente natural ou submeter-se à bioenergia de forma casual; é necessário envolver-se com o objetivo.[7] Para isso, determinados itens devem ser observados.

1. *Interdependência cósmica.*
Nosso mundo está em constante interação com os de-

7. Há quem pense que, como os elementos naturais estão à disposição de todos, qualquer um pode deles usufruir, não sendo os bons resultados acessíveis apenas aos que têm informação e dominam técnicas. É um engano acreditar nisso. Fosse assim, nenhum trabalhador rural padeceria de contaminação fluídica ou outro mal de origem energética, pela simples convivência diária com a paisagem natural. Pode-se argumentar que muitas pessoas, em sua simplicidade e até de forma intuitiva, beneficiam-se do contato com a natureza. O cerne da questão é que simplicidade e intuição não são antagônicas ao conhecimento em si, mas apenas à forma vigente de ensiná-lo. A fim de extrair o melhor das forças

mais planetas do sistema solar e do universo. Recebe, recicla, doa e irradia energias de maneira ininterrupta, inserido em um complexo sistema cósmico de interpenetração vibracional. Desse modo, o habitante da Terra não pode desprezar o fato de que está sujeito ao entrechoque energético, à resposta vibratória de suas ações junto à natureza, e do cosmo frente às irradiações terrenas. As mudanças climáticas e atmosféricas drásticas, por exemplo, são uma das formas de transmutar energias globais que atingem diretamente o ser humano – pode-se dizer que ele recebe de volta os mesmos impactos que o planeta absorve. Além disso, os efeitos de fenômenos tais como a radiação cósmica, as tempestades magnéticas e o vento solar, oriundos do astro rei, o Sol, também interferem na dinâmica da vida orgânica. Esse é um dado importante que não se pode subestimar quando o indivíduo se dedica ao exame da correlação entre os diversos reinos e suas implicações na saúde humana.

Como se vê, levar em conta as fases da Lua, a situação

da natureza de maneira sistemática, e não eventual, é crucial saber manipulá-las. Tome-se o exemplo de uma benzedeira que cura uma erupção cutânea ou cobrelo, denominada popularmente de cobreiro. Na maior parte das vezes, ela não tem instrução formal – o que não quer dizer, absolutamente, que não possua conhecimento, técnico e apurado, diga-se de passagem. A mãe que cura o mal-estar de um filho com uma infusão de ervas não precisa ser graduada, muito pelo contrário; no entanto, não deixa de estar envolvida em uma atividade que exige perícia e especialização.

atmosférica ou a proximidade de tempestades e outros eventos mais drásticos para a tomada de decisões não é superstição: é um comportamento adequado tendo-se em vista os momentos de trocas magnéticas entre os seres vivos. Sem dúvida, este é um assunto que deveria ocupar lugar de destaque nos estudos de quem se dispõe a ser veículo da energia sutil para o restabelecimento da saúde.

2. *Adequar a energia à dimensão afetada.*

Um ponto merece atenção no que concerne às transferências energéticas nos domínios extrafísicos da natureza. Elas se realizam de acordo com a nota harmônica encontrada entre os corpos e respectivas dimensões energéticas. Toda energia canalizada de um ser a outro será mais eficaz e dinâmica quando ocorrer no próprio campo de ação ou na esfera onde o indivíduo incursiona. Por exemplo: as energias do plano material se relacionam diretamente com os elementos de ordem material. Pode-se concluir então que, quando alguém padece de um sintoma que acomete o corpo físico, será provavelmente mais eficiente tratá-la de acordo com os métodos convencionais da medicina. Embora possa ser auxiliada com energias sutis, estas trarão resultado por via indireta, pois fortalecerão os corpos energéticos, que, por conseguinte, promoverão melhorias no campo físico. Por outro lado, caso a enfermidade original se manifeste no corpo etérico – baixa vitalidade, vampirização energética, parasitas energéticos –, ainda que com conseqüências físicas, a pessoa poderá ser mais bem socorrida junto a sítios naturais onde existem campos eletromagnéticos e vitais intensos, que propiciem sua recuperação: próximo a montanhas e ao reino mineral, preferencialmente.

A premissa deste item ganha relevo especialmente devido à inclinação para o fanatismo, comum a muitos. Pretendendo adotar um comportamento "natural", insistem em exaltar as vantagens das terapias emergentes de modo exagerado, defendendo sua aplicação irrestrita. Isso é um erro grave. As terapias energéticas não fazem oposição à medicina convencional. Muito pelo contrário, são complementares a esta – conforme o preceito genuíno implícito na palavra *holística,* que faz alusão ao todo, à inteireza. Portanto, todos os caminhos disponíveis concorrem para o mesmo objetivo: a saúde integral. Não há porque fazer desse assunto uma disputa de caráter "religioso", sectário. O tratamento energético não dispensa o tratamento médico – essa a recomendação que deve sempre estar presente em qualquer orientação séria, proveniente de terapeutas responsáveis.

Além disso, é oportuno novamente recorrer ao bom senso. Se o mal-estar é físico e provoca grande dor e desconforto, como esperar pelos recursos da bioenergética ou da homeopatia? Se a infecção é grave, rejeitaremos o antibiótico prescrito? Ainda que determinado câncer seja causado originalmente por influência extrafísica, por exemplo, tomaremos apenas as medidas de caráter energético, recusando a quimioterapia, a radioterapia ou a cirurgia? Mesmo que se considere que grande número dos casos de úlcera, diabetes ou hipertensão arterial têm origem emocional e psicológica, deixaremos de tratá-las com alopatia, caso o médico julgue necessário?

Não se engane. Ao defender a saúde integral e a mudança interior – alvo dos comentários da terceira parte deste livro – não tenho a intenção de ser radical, afirmando que não se deve adotar o tratamento que visa erradicar o sintoma. De modo algum seríamos irresponsáveis e imaturos a ponto de sustentar tamanho absurdo. Posições ideológicas e demagógicas desse matiz denigrem de modo quase irreparável a imagem das terapias holísticas e depõem contra tudo que se pretende elaborar com base na seriedade das pesquisas de cunho energético.

3. *A força da emoção.*

Durante as trocas e transmutações de energias, outro fator soma-se aos descritos nos parágrafos anteriores. Diz respeito ao estado emocional do indivíduo e dos agentes que operam as transferências energéticas. Tão poderoso é seu impacto que dedicaremos o próximo capítulo a examinar a questão.

4. *Quantidade* versus *qualidade.*

A metabolização das energias naturais ou transferidas por outro ser humano por meio da bioenergia está relacionada ao fator quantitativo. Para fazer frente à enfermidade, é necessária determinada cota de energia, que deve ser aplicada com periodicidade. Isso implica graduar a energia doada de acordo com a necessidade do receptor. Contudo, a sutilização dos fluidos guarda ligação com o fator qualitativo; isto é, há que se observar que tipo de transferência energética será adequada a cada caso. Valores energéticos de um *quantum* superior evidentemente poderão ter efeito mais rápido e preciso. Tudo dependerá do recurso disponível.

5. *Averiguar os resultados.*

É aconselhável que o agente das transmutações energéticas, quer desempenhe a função de médium, terapeuta ou outra qualquer, não se deixe seduzir por idéias fantasiosas e ilusões. Para averiguar se houve metabolização energética eficaz ou transferência harmônica, não há outro meio senão os elementos oferecidos pela ciência acadêmica. E é de fundamental importância conferir e atestar a eficácia do método empregado. Se a ciência não desenvolveu equipamentos para mensurar a *aplicação* das terapias energéticas, o *resultado* pode ser apreciado por muitas de suas medições.[8]

É preciso que se realizem pesquisas, observações *in loco* e acompanhamento do processo, para verificar se a transferência magnética de fato surtiu efeito ou se houve

8. Muitos resultados das terapias energéticas são observados em exames clínicos, porém o efeito ainda não é mensurável por meio de instrumentos – seja porque não existem ou porque não interessam aos laboratórios. Tome-se a acupuntura como exemplo. Ainda não há como visualizar os meridianos e suas alterações; no entanto, é possível constatar os resultados de suas aplicações nos pacientes por meio de controle clínico.

uma interpretação ilusória. Por incrível que pareça, muitos terapeutas energéticos ou médiuns se convencem da eficácia de seu método de trabalho sem checar os resultados; apenas reúnem elementos imaginários, deixando-se maravilhar pelo andamento da terapia em si, sem constatar se houve ou não resposta positiva na saúde do consulente. Há outros que, atentos à melhora do sujeito, sem pudor declaram dever-se à sua intervenção. Ignoram, muitas vezes, que o indivíduo está simultaneamente sendo atendido por um médico e seguindo suas indicações. Portanto, é preciso muita cautela ao alardear o resultado deste ou daquele caso, atribuindo-o exclusivamente à técnica de transferência energética.

6. *Unindo terapias para o cuidado constante.*

Por si sós, em grande parte das vezes, as terapias energéticas não são capazes de consertar os danos causados nos corpos físico e emocional dos indivíduos – como ocorre com qualquer terapia, diga-se de passagem. É altamente recomendável associar as técnicas de energização e transferência bioenergética a tratamentos convencionais, sem desprezar os progressos alcançados pela medicina e pela ciência convencional. O método holístico e psicobioenergético, ao menos por enquanto, é complemento dos métodos convencionais, e não substituto da ciência médica – o que, aliás, já foi dito.

Há ervas que realizam verdadeiros prodígios, mas ocorre que, como regra geral, as pessoas só procuram as terapias naturais – com remédios fitoterápicos, florais ou homeopáticos – quando as patologias se encontram em estágio avançado, muitas vezes como última esperança diante da não-resolução dos males por parte da medicina convencional. Por isso, na maioria dos casos, é preciso encarar os sistemas chamados *alternativos* ou emergentes como auxiliares no processo terapêutico, do qual o médico deve participar de forma ativa. Não há por que não somar os recursos que a natureza e o progresso científico, em seus diversos ramos de conhecimento, colocam à nossa disposição.

7. *Banhos de flores e ervas.*

Nas metrópoles, a cada dia mais afetadas pela poluição, há geralmente pouca estrutura para o contato com ambientes naturais. Por isso, é comum que os terapeutas receitem banhos de imersão com elementos curativos de ervas e flores. Atualmente difundidos por muitos com a denominação de banhos de ofurô, mesmo recebendo o nome da tina de madeira utilizada nesse tipo de imersão não passam de reedição sofisticada dos tradicionais banhos de erva e *de descarrego*, receitados, há décadas, nas roças de candomblé e nos terreiros de pais-velhos. Considerando-se as propriedades terapêuticas de cada planta, é inegável que os banhos de ervas poderão aliviar profundamente alguns males, quando aplicados com conhecimento. Por exemplo, o banho de camomila – tanto quanto o chá da mesma flor – podem ser complemento útil no tratamento da síndrome do pânico, pois essa flor age diretamente no sistema nervoso. Também é indicada em casos de ansiedade, insônia e irritabilidade.

8. A busca por qualidade de vida.

Quando consideramos que tudo é energia e que os medicamentos – inclusive os alopáticos, evidentemente – têm estrutura energética própria, compreendemos quão positiva pode ser a interação terapêutica conduzida por quem conhece do assunto, somando terapias e esforços em prol da saúde. A partir dessas observações, entendemos por que os habitantes da esfera extrafísica regularmente aconselham seus consulentes a interagir com a natureza no decorrer dos processos terapêuticos a que se submetem.

Toda a natureza é um sistema de altíssima freqüência energética. A água, por exemplo, é o condensador energético universal, isto é, o elemento com a mais elástica capacidade de absorver energia e de canalizar fluidos concentrados em sua estrutura molecular, provocando a transformação radical de estados energéticos desfavoráveis. Portanto, faz todo sentido a opção de muitas pessoas, ao redor do mundo, por moradias mais próximas aos recantos naturais. Viver em sintonia mais estreita com esses ambientes permite usufruir dos fluidos balsâmicos que a Terra oferece aos seus habitantes. A vida urbana moderna incita à renúncia de tal experiência, mas é preciso rever conceitos e buscar mais equilíbrio entre o artificial e o natural, sob pena de ter de conviver com prejuízos à saúde integral. Mais e mais a idéia de qualidade de vida tem sido associada aos locais que propiciam contato e proximidade com a natureza.

III PARTE

A HOLÍSTICA NA PRÁTICA

MUDANÇA INTERIOR

CAPÍTULO 8

Sísifo: o mito e o ensinamento

EXISTIU UM REI na antiga Grécia que conquistou grande fama diante de seus súditos. Ele amava muito seu povo e tinha como objetivo resolver todos os dramas que atormentassem a nação. Seu nome era Sísifo, o personagem da mitologia grega com um dos mais estranhos comportamentos. Foi considerado o mais astuto de todos os mortais – e o mais tolo entre os adoradores dos deuses do Olimpo.

A história de Sísifo é a história do absurdo. Tido como herói, comportava-se como um tolo. Na reiterada tentativa de solucionar os problemas de seu reino, acabava por criar outros ainda mais complicados, que o comprometiam perante os deuses. O comportamento adotado por ele tornou-se sua própria pena, sua própria tortura.

Mestre da astúcia, dos truques e da dissimulação, Sísifo é lembrado pela tradição helênica como um dos maiores ofensores dos deuses. Por outro lado, é também conhecido como um dos reis mais humanos e dedicados, ainda que não tenha perdido a fama de desajuizado, confuso e irreverente. Embora quisesse pôr fim aos transtornos enfrentados pelos habitantes de Corinto, alcançava resultados questionáveis, pois, ao mesmo tempo em que encontrava uma solução para os desafios, arranjava outro problema bem mais grave que o primeiro.

Segundo a mitologia, a saga de Sísifo tem início quando ele se aproxima da morada de Esopo, o deus dos rios. Nota, então, o desespero do deus-rio. Após indagá-lo, descobre que o desaparecimento da filha era a agonia que se abatera sobre Esopo e que explicava a terrível seca que assolava a região. Diligente, o rei Sísifo, que a qualquer preço desejava aplacar a seca que afligia os coríntios, formula uma proposta ousada ao deus-rio. Na verdade, a jovem havia sido raptada por Zeus, que se deixara encantar por sua beleza e por ela se apaixonara. Sabedor do rapto, Sísifo promete revelar a autoria do seqüestro caso Esopo garantisse o fornecimento de água à cidade de Corinto. Quando o senhor dos rios fez correr água nas fontes, Sísifo foi aclamado por seus súditos. Logo tratou de informar Esopo que Zeus era o responsável pelo desaparecimento de sua filha.

Sísifo conseguiu de certa forma solucionar o problema da seca em Corinto, mas criara um problema maior ainda, de ordem transcendente: havia despertado a ira do grande Zeus.

O rei dos deuses do Olimpo envia então Tânatos, o deus da morte, para cuidar de Sísifo e trazê-lo à presença dos deuses, a fim de prestar contas de sua traição. Todavia, sagaz como ele só, Sísifo percebe o quanto a morte era vaidosa e prepara um colar todo feito de diamantes para presenteá-la. Ao chegar ao palácio de Corinto, a morte logo foi abordada por Sísifo:

– Vejo como és elegante, ó deus Tânatos. Teu manto

resplandece como as estrelas do firmamento.

Tânatos sentiu-se envaidecido com os comentários de Sísifo, que lhe ofereceu um presente digno dos deuses do Olimpo: um magnífico colar de diamantes. Ao ajustar o colar em torno do pescoço, a morte se viu vítima de uma armadilha. O colar, na verdade, transformou-se numa coleira. Conta a mitologia que Sísifo manteve a morte prisioneira em seu palácio.

Ele resolvera o problema do seu destino, sem dúvida, porém criara outro mais intricado: enquanto a morte permanecia cativa em seu palácio, as pessoas não podiam morrer, nem sequer os soldados nos campos de batalha. Portanto, as regiões inferiores – ou o Hades, o mundo dos mortos – estariam vazias. O deus dos infernos, Hades, imediatamente foi ter com Zeus e o conselho dos deuses; junto dele, Marte, o deus da guerra, fazia suas reivindicações:

– Sem a morte, como haverá batalhas e guerras? – o reinado de Marte fora abalado, e competia a Zeus dar um jeito definitivo em Sísifo, que desafiava o todo-poderoso do Olimpo.

Desse modo, o deus da guerra foi enviado para libertar a morte no palácio de Corinto. Entretanto, detentor de muitas artimanhas, Sísifo fez a esposa prometer que, na hipótese de sua morte, de maneira alguma enterraria o corpo. Assim se cumpriu: Marte dirigiu-se ao palácio de Sísifo em Corinto e libertou a morte, que enfim pôde levar a alma de Sísifo para o célebre encontro com Zeus e toda a sua corte de deuses. Zeus tinha grande ira, pois sua credibilidade diante dos demais deuses do Olimpo estava abalada, graças às façanhas de Sísifo.

Quando o mortal se viu perante os deuses, ameaçado de ficar detido para sempre nos Ínferos, virou-se para Hades e pôs-se a convencê-lo, bem como a Zeus, de que precisava retornar à Terra para repreender sua esposa por não haver enterrado seu corpo, conforme rezava a tradição. Afinal, era um sacrilégio não conceder-lhe o sepultamento digno de um rei. Após argumentar com a eloqüência e a perspicácia que lhe eram próprias, Sísifo conseguiu convencer os deuses de que, enquanto não fossem prestadas as honras costumeiras e cumpridos todos os ritos, ele não podia ser considerado verdadeiramente morto. Foi assim que, novamente, enganou os deuses. Ao reassumir a posse do corpo físico, pega sua esposa e foge pelo mundo, para longe de Zeus e dos deuses do Olimpo. Irado mais uma vez com a astúcia de Sísifo, o grande Zeus viu-se acuado diante de tantas trapaças de que fora vítima, além de pressionado pelo conselho, que demandava providências imediatas. Em sua sabedoria, anuncia a derradeira sentença:

– Enviarei à Terra o deus-tempo. Sísifo enganou a morte e os infernos; conseguiu uma façanha contra o deus da guerra e o maior dos deuses do Olimpo. Mas o tempo ele não poderá enganar. Ninguém engana o tempo.

Assim o deus-tempo foi enviado para acompanhar Sísifo. Ao chegar à velhice, o antigo rei de Corinto já não detinha mais força nem inteligência para novas aventuras. O tempo esperou até ele entregar a alma por meio da morte e, abraçado com Sísifo, conduziu-o ao Olimpo, à presença de Zeus.

A partir de então, Sísifo foi condenado, durante toda a eternidade, a cumprir a seguinte pena: deveria subir determinada montanha, muito íngreme, empurrando uma pedra. Quase chegando ao topo, a pedra irremediavelmente fugia de seu controle e rolava para a base da montanha, obrigando Sísifo a empurrá-la novamente, monte acima. Indefinidamente, recomeçava a tarefa, sem fim, conforme lhe fora imposta pelos deuses.

O DESDÉM PELOS DEUSES, o esforço por enganar a morte e sua paixão pela vida, marcada por aventuras e trapaças, fizeram com que Sísifo fosse duramente punido – e o castigo fazia com que todo o seu ser se esforçasse, ao longo da eternidade, para executar um trabalho que não levaria a nada nem teria fim.

O mito de Sísifo é ilustrativo da situação de grande número de pessoas. Muita gente emprega grande parte da vida, quando não toda ela, tentando enganar o destino, a inventar ou procurar soluções de curto prazo para os desafios do cotidiano, bastante complicadas no que tange às suas implicações reais. Sua existência transcorre em meio a tentativas frustradas de *resolver* – ou seria camuflar, "tapar o sol com a peneira"? – os problemas do dia-a-dia e os medos. Tal como Sísifo, esses indivíduos empreendem uma batalha mental e emocional com as forças que regem a vida, criando desafios cada vez maiores, de ordem transcendente, e atraem para si, pouco a pouco, um futuro que consistirá em refazer a caminhada, até que seja aprendida a lição. Por meio de subterfúgios mil, intentam enganar o destino e até a morte, desperdiçando a vida num esforço inútil, jogando um jogo do qual se conhece o vencedor desde o primeiro minuto. Ao esgotar-se a areia na ampulheta do tempo, quando as energias da vida ou o tônus vital estiverem comprometidos, verão como perderam as oportunidades de construir algo de verdadeiro e permanente. Os conflitos vêm à tona. Em casos assim, notamos que as atitudes e a postura adotada são os únicos responsáveis pela ausência de felicidade.

Até quando gestos impensados e desrespeitosos com sua própria vida farão parte da caminhada? Eis uma proposta de trabalhar questões vitais para a sua felicidade, conhecendo agora sua condição inexorável de um ser energético. A vida é energia, seu corpo é energia condensada, seus comportamentos arregimentam energias, suas realizações determinam o tipo de energia que exala de sua fonte interior.

Os sísifos modernos são convidados pela própria vida a parar de tentar enganar o destino, a vida ou as forças vivas da natureza. A antiga história do rei de Corinto soa ainda hoje como um convite extremamente válido e atual para que possamos deter a marcha da pedra, rolada indefinidamente montanha acima, montanha abaixo. Estaremos rolando ou adiando a solução definitiva de nossos desafios, em troca de artimanhas e subterfúgios? Como lidamos com os obstáculos? Como encarar nossa realidade energética frente à montanha de problemas que a vida social no planeta Terra nos impõe?

O mito que elegemos para introduzir esta terceira parte representa tão-somente um convite para você repensar a vida em todos os ângulos em que se mostra. É um desafio para instigar à adoção de uma postura mais condizente com os esforços que você empreende na busca de sua realização. Falar em felicidade ao estudar energias talvez pareça algo semelhante às fórmulas da auto-ajuda sem qualidade. Mas, longe disso, é um exercício de conseqüências práticas e mensuráveis no aspecto energético. Com esse raciocínio, pretendo auxiliá-lo a descobrir o sentido de tudo o que você faz, e de que maneira o faz. O comportamento e as atitudes que você cultiva, as ações e reações que tem poderão determinar o valor real das energias que emanam de sua consciência.

Se tudo é energia, suas emoções são energia – ou, ao menos, determinam a cor, a textura e a característica de suas energias. Podemos deduzir, desse modo, que é impossível falar em bioenergia e terapêutica holística sem abordar o quesito *emoção*. O tratamento eficaz e completo ou a cura, em última análise, passa necessariamente por um modelo de organização mental e emocional. Compele ao mapeamento e à reestruturação das emoções e atitudes, como parte de qualquer método terapêutico. Ou seja: de nada adianta impor as mãos, conhecer técnicas avançadas de cura ou energização, ser iniciado em diversas terapias energéticas holísticas e empregar esse conhecimento em benefício próprio, se pensamentos e emoções não forem reorganizados. As energias geradas ou irradiadas sobre você assimilam necessariamente algo de seu padrão energético, isto é, chegam-lhe por meio de emoções e pensamentos que partem de seu interior.

De nada adianta procurar sensitivos, médicos, médiuns e gurus para solucionar suas dificuldades, resolver seus desafios de felicidade, pôr fim a sua busca por um lugar no mundo ou mesmo encontrar sua missão na Terra. Tudo isso depende não de fatores externos, mas, invariavelmente, da urgência de elaborar uma nova maneira de ver o mundo e a vida. Aprender a agir, e não apenas reagir às situações encontradas pelo caminho.

O convite à reflexão que o mito de Sísifo proporciona é oportuno, pois somente com uma mudança radical de nossa forma de ver o mundo e a vida – mudança de paradigma – encontraremos a saúde integral. Em outras palavras: qualquer método de tratamento, energético ou não, que não leve em consideração a necessidade de reorganização mental e emocional está fadado ao insucesso, pois, para que seja eficaz, nenhuma técnica pode prescindir da transformação do consulente. Qualidade de vida, restabelecimento energético, resposta aos desafios da existência são objetivos que precisam ser procurados e alcançados; contudo, somente com a inteira participação e o comprometimento efetivo do sujeito, o principal envolvido, é que poderão ser solucionados os problemas de ordem energética, emocional e vital. Quando não, é com esse investimento total em qualidade de vida que se poderá, pelo menos, percorrer com êxito a estrada de aprendizado que certos desafios proporcionam – pois sabemos que, às vezes, o problema que enfrentamos é a própria ajuda, a resposta que a vida dá a nossas necessidades reeducativas.

Portanto, mãos à obra. Deixe de "rolar" falsas soluções, de boicotar sua felicidade ou satisfação pessoal. Pare imediatamente de fantasiar a saída para seus desafios e encare a vida frente a frente. Você é energia, é alguém que interage com o universo.

No capítulo a seguir, apresento um exercício prático para elaborar melhor sua reflexão, a fim de que não fique indefinidamente tal qual Sísifo, empurrando pedras que voltarão ao ponto de origem, adiando decisões inadiáveis, digladiando-se em meio a desafios imaginários ou buscando soluções miraculosas.

CAPÍTULO 9

Sabedoria: para viver melhor

QUANDO SE ESTUDA o ser humano sob o ponto de vista da psicobioenergética – isto é, segundo o paradigma holístico, como um ser integrado ao universo e não apenas como um agregado de células físicas –, de modo algum se pode deixar de lado um aspecto que não ocupa lugar de destaque em muitas concepções e escolas de pensamento. Trata-se dos valores conhecidos como satisfação pessoal e felicidade, que transcendem os aspectos meramente emocionais e têm impacto direto e concreto sobre a qualidade das nossas energias.

Todo indivíduo é uma fonte que ininterruptamente irradia energias. As escolhas que faz e as atitudes que apresenta tanto determinam certos estados emocionais como podem ser motivadas por estes. Seja como for, as emoções dão um tempero específico a tudo aquilo que o ser realiza no mundo. Cada um exala uma aura particular e imprime no que faz determinada cota de fluido vital; dito de outra maneira, irradia-se de cada célula um componente eletromagnético próprio que alguns definem como aura, e essa irradiação eletromagnética é a marca singular do indivíduo na criação e nos atos que executa.

Todos são moduladores ou transformadores biológicos

de outros elementos da vida, em seu aspecto mais amplo e irrestrito. A mente exsuda e elabora fluidos e energias, cuja freqüência é ajustada pelo cérebro de acordo com a necessidade apresentada pela consciência de expressar-se no mundo físico. Assim sendo, a satisfação do indivíduo e sua busca por felicidade e espiritualidade são formas de exteriorização da energia consciencial.

A visão holística também entende que é parte do sistema psicobioenergético a necessidade de encontrar a culminância das energias conscienciais ou a auto-realização plena, um estágio em que haja satisfação interna. Portanto, a satisfação pessoal é um dos elementos que têm impacto direto sobre a dinâmica energética. Para ilustrar essa afirmativa, imaginemos um terapeuta, um médium doador de energias ou um curador psíquico que se acha insatisfeito consigo mesmo, em franco desequilíbrio íntimo. Ora, ele jamais poderá atuar satisfatoriamente na produção e transfusão de bioenergias, ao menos enquanto perdurar o estado desarmônico.

É lógico deduzir que adotar uma atitude resoluta na busca por saúde e satisfação pessoal está relacionado, entre outros fatores, com o conhecimento de algumas leis, que regulam a distribuição energética no ser humano. Aquilo a que todos almejamos e denominamos felicidade, bem como os estados que lhe são antagônicos, tais como depressão, infelicidade, desânimo, angústia e tristeza mais ou menos permanentes, têm efeito direto em nossa estrutura energética e na capacidade de operarmos a bioenergia com êxito. Isso sem mencionar que, se os estados emocionais provocam resultados energéticos em nosso organismo e se nossa saúde física está inexoravelmente associada à estrutura energética, é evidente constatar que o panorama emocional ajuda a determinar a saúde física, revelando que todos esses fatores são, na verdade, elos de uma mesma cadeia.

Felicidade e satisfação são estados de espírito e, igualmente, estados de manifestação da energia consciencial. Quando alguém lhe diz que seu humor e sua visão da vida podem determinar o sucesso ou o insucesso de determinado tratamento, não está falando de algo metafísico, abstrato, místico. Está enunciando um dado prático e concreto. Empiricamente, você pode verificar a veracidade dessa afirmativa. Basta observar quem já viveu enfermidades mais sérias e conversar com pacientes ou com profissionais de saúde minimamente atentos à recuperação daqueles de que tratam. A experiência mostra como a eficiência do tratamento depende, em grande medida, do quadro emocional do indivíduo. Caso você esteja com alguma terapia em curso – seja ela de caráter emocional, psicológico, energético, espiritual ou, ainda, ministrada pela medicina tradicional –, se não houver uma correspondência em suas emoções, acreditando na validade daquilo que está fazendo, não haverá resultados positivos ou os efeitos serão pouco expressivos. Sem que você obtenha satisfação na vida, estados de espírito contraproducentes podem instalar-se, e, então, nenhum método alcançará a resposta desejada.

Atualmente, até mesmo os mais reticentes estudiosos das academias e os representantes do raciocínio científico, por mais céticos que sejam, sabem que a satisfação pessoal, o estado de saúde emocional e um ambiente psíquico sereno são fatores indispensáveis para a recuperação e a conquista da saúde integral. Estudos de base materialista demonstram a eficácia do otimismo na melhora de pacientes. Outros falam dos benefícios da oração, por exemplo, principalmente a que é feita pelo próprio paciente, mas também as preces realizadas por terceiros em seu favor.

Com a finalidade de colocar esse sistema energético denominado felicidade para trabalhar em nosso favor, é urgente a revisão de alguns conceitos. O primeiro e mais importante deles: precisamos deixar de lado a ilusão de que a felicidade, a satisfação espiritual, energética ou conscencial e a vivência da saúde integral sejam concessão divina, como se fossem privilégios pretensamente distribuídos aos filhos prediletos. Não se engane; não se renda ao caminho fácil da autopiedade e do sentimento de ser vítima. Sob qualquer ângulo que se observe o cotidiano, verifica-se que a obtenção desse estado integral de harmonia energética ao qual chamamos saúde ou felicidade é o produto de esforços conscientes, permanentes e inteligentes.

Descrevo neste livro o resultado de longo contato com consciências extrafísicas mais esclarecidas. Elas deixam claro que o fator energético não é uma varinha mágica, capaz de produzir efeitos miraculosos e solucionar as dificuldades de uma vez por todas, sem esforço pessoal. Muito pelo contrário, sempre enfatizam o papel fundamental desempenhado pelo envolvimento do indivíduo, que deve dedicar tempo e esforço perseverante, disciplinado e renovado.

O desafio de satisfazer suas aspirações só será vencido quando se conscientizar de que sua participação é o fator mais importante no processo. A idéia desta obra, e deste capítulo em especial, é compartilhar essa visão, com vistas a compreender o funcionamento da constante energética emocional, individual e sentimental a que denominamos felicidade.

SUBCAPÍTULO 9.1

Felicidade como mecanismo regulador da distribuição energética

ALCANÇAR um estado íntimo de satisfação consigo e com a vida, usufruir da saúde e restabelecer a qualidade de vida nas experiências do dia-a-dia – em certa medida, esse processo pode até estar relacionado com certas questões materiais e sociais, além das de ordem espiritual e metafísica. Contudo, é bom estar atento à maneira pela qual tais elementos são conquistados, pois não se pode desconsiderar a lei universal de compensações energéticas, que regula a distribuição e a posse temporária de bens ou dons à disposição do espírito.

Quando me refiro ao estabelecimento de um estado íntimo saudável, a ponto de adquirir tal qualidade de energias que capacite o indivíduo tanto a distribuí-las quanto a recebê-las, é bom ter em mente que a conquista da saúde – ou da possibilidade de doar saúde, em última análise – está extremamente ligada ao fator comportamental. Isto é, a qualidade do fluido doado ou assimilado relaciona-se intimamente com as vivências pessoais, com a maneira como você age e reage no cotidiano. Não caracterizamos anteriormente sua constituição como um ser energético? Não demonstramos que suas atitudes determinam a constante energética ou o padrão energético predominante em sua vida? Portanto, não há como manipular bioenergias ou transmutar energias naturais e geradas de modo satisfatório sem que haja compromisso real com a busca pela qualidade emocional e mental. A distribuição e a recepção de bioenergias estarão para sempre vinculadas à satisfação que cada um obtém na vida.

Vamos examinar esse assunto com vagar, pois é preciso ter uma idéia de como funcionam as leis que regulam a transmutação, a posse e o estabelecimento de estados energéticos superiores no panorama íntimo, bem como estar ciente de sua relação com a satisfação íntima nos campos profissional, espiritual, social etc.

Ao tomar consciência da realidade da atuação das energias cósmicas, as quais regulam a distribuição energética em todos os âmbitos da vida – seja na esfera social, biológica ou emocional –, somos levados a constatar que deve existir uma lei ou um método da natureza para disciplinar a obtenção do sucesso, da saúde e da felicidade. É o empenho em estabelecer qualidade total nas realizações que influencia a resposta que a vida dá, em forma de bem-estar, satisfação e felicidade. São compensações de energia vital que emanam do universo. A energia é transformada e distribuída pelas mãos do terapeuta espiritual ou energético. O cosmos e a natureza são perfeitamente capazes de prover elementos suficientes para satisfazer as necessidades dos seres conscientes, de modo a colocar à sua disposição rico manancial energético, do qual tomamos pequena parte, a fim de transmutá-lo em bioenergia e promover a saúde integral.

Pensamentos elevados e nobres, bem como sentimentos advindos de estados mais ou menos intensos de satisfação e alegria, influenciam positivamente na qualidade das energias doadas ou compartilhadas. A manutenção da qualidade de vida – que pode ser traduzida como uma espécie de plenitude energética – denomina-se saúde integral, segundo a ciência holística e a psicobioenergética.

Todos podem conhecer e explorar as leis das compensações energéticas em favor de si mesmos ou de outrem, aprendendo a distribuir e dosar recursos de acordo com a necessidade. Podem-se empregar as energias vitais e suas variantes a fim de organizar as próprias trocas energéticas, em benefício de quem quer que seja. Entretanto, jamais se pode esquecer da íntima relação entre a qualidade das energias manipuladas e as atitudes do manipulador, a determinar a eficácia do método de distribuição e canalização da bioenergia.

A premência em obter qualidade satisfatória em todos os aspectos da vida leva-nos a refletir acerca do processo de obtenção e conservação daquilo que almejamos. Exatamente na hora de promover qualidade de vida e saúde, em seu aspecto mais amplo, vê-se a importância de estabelecer objetivos e metas a fim de alcançar resultados mais consistentes.

Nas mais diversas situações, ao se verificar o desejo de conquistar algo – a saúde perdida, determinada posição social ou outro elemento qualquer que proporcione satisfação –, os passos para obter êxito devem ser claramente enumerados, de modo que o caminho a ser percorrido seja organizado e mapeado, com um minucioso conhecimento das etapas de que se compõe. O domínio mental e emocional sobre cada passo a ser seguido tende a constituir a maior fonte de motivação no instante de executar o planejamento. Além disso, para atingir os objetivos traçados, deve-se levar em conta a necessidade de empenho, dedicação e, sobretudo, de obter satisfação pessoal, com forte componente emocional, de maneira a dar sabor aos seus esforços. Assim sendo, será de grande valia para que suas metas se concretizem o conhecimento de certas leis que regulam aquilo que se pode chamar de *precipitação energética*, numa analogia com as reações químicas.

Espero que perceba que, ao abordarmos o tema satisfação pessoal, ainda estamos falando de energia. A psicobioenergética engloba também as áreas psicológica e emocional, mental e comportamental.

No afã de estabelecer suas metas pessoais, seus objetivos e suas conquistas, é útil lembrar que a conquista de qualquer coisa na vida se deve primeiramente a uma decisão sua, resultante do fato de se permitir usufruir de algo bom para si mesmo. Outro fator essencial que entra em cena é chamado motivação. Atingir objetivos e metas como resultado dos próprios esforços é algo possível, mas sempre é preciso levantar a questão: que espécie de prazer pessoal isso acarretará em minha vida?

Você estará mais propenso a lutar por seus objetivos e metas, mais disposto a se permitir experimentar os resultados positivos exatamente no momento em que o prazer e a satisfação forem, em todos os sentidos, admitidos como participantes íntimos de seu projeto. Aí, sim, haverá forças para prosseguir a caminhada e elaborar cada passo em busca daquilo que você deseja.

Há outro aspecto a considerar. Não adianta conhecer a realidade energética no âmbito teórico se você não se torna capaz de canalizar as energias disponíveis na natureza e usufruir das leis que regulam sua distribuição em seu próprio benefício, com vistas a transformar sua vida. Isto é, o discurso vazio acrescenta muito pouco; teoria sem prática não tem credibilidade alguma, nem gera resultados. Portanto, preconizar fórmulas para os outros num consultório, por exemplo, pode afigurar-se algo fácil; para tanto, basta decorar alguns conselhos escritos em muitos livros por aí publicados. Afinal, como diz o ditado:

em terra de cego, quem tem um olho é rei. Mas, e você, o que quer? Como lidará com a dimensão energética, as implicações emocionais dela decorrentes, estando infeliz? Como poderá modular ou transmitir energias para outras pessoas se está insatisfeito com a própria vida?

Qualquer conquista ou vitória pessoal por parte do magnetizador ou terapeuta – seja de natureza material ou metafísica – produz um *quantum* energético favorável à obtenção de resultados igualmente satisfatórios na modulação e na transmissão de energias curativas e revigorantes. A interação com bioenergias impregnadas de certo grau de satisfação decorrente das atitudes do magnetizador alimenta positivamente tanto quem doa como quem recebe a transfusão de vitalidade, mas age no receptor como força propulsora de transformação para que reeduque suas emoções e se inspire naquilo que deu certo para o agente doador.

As conquistas pessoais em qualquer área podem influir no seu futuro e na qualidade de sua vida. Portanto, o máximo empenho em estabelecer uma agenda de metas e um mapa pessoal a ser seguido passo a passo constitui um reforço positivo para sua interação energética com o mundo. De maneira análoga, qualquer insatisfação, desânimo ou frustração – que tende a surgir e perdurar na falta de tal organização – irradia e atrai energias de natureza negativa.

A seguir, algumas observações e cuidados simples que se pode adotar a fim de desenvolver uma relação prazerosa com o cosmos e com a própria felicidade, pois a pessoa que deseja ser um hábil manipulador de energias naturais deve, acima de tudo, procurar realização e felicidade. Os itens enumerados são indicação de habitantes da dimensão extrafísica, anotados durante estudos por eles ministrados, e representam tão-somente alguns dos aspectos que vejo como fundamentos para uma relação energética qualitativa.

1. Empenhe-se no conhecimento das leis que regulam as trocas energéticas e no desenvolvimento gradual e sistemático de habilidades de manipulação das energias.

2. Evite situações que comprometam a qualidade de seu ambiente psíquico e social, tanto quanto impedimentos os mais variados, sejam de ordem pessoal, social ou energética, que possam afetar seu desempenho e diminuir a eficácia de sua atividade. Aprenda a transmutar coisas negativas em positivas, sem se entregar ao pessimismo nem assumir o papel de vítima.

3. Procure transformar-se em agente motivador dos processos evolutivos de quem está a seu redor, sem, contudo, pretender definir o caminho de cada qual. Saiba incentivar os outros, ajudando-os a incrementar a busca pela satisfação – as conquistas pessoais e energéticas não devem ocorrer como resultado de uma postura egoísta.

4. Tenha uma atitude pró-ativa de parceria, compartilhando aquisições de conhecimento, de maneira a auxiliar quantos puder no aprimoramento de suas qualidades.

5. Analise minuciosamente os avanços, as conquistas e os eventuais enganos na caminhada. Avalie e desenvolva uma atitude de compreensão. Se for o caso, ao deparar com resultados que não satisfazem a qualidade almejada, realize uma correção na rota, sem culpas nem autopunições. Porém, assim que detectar elementos positivos nessa busca pessoal, permita-se comemorar e se recompensar pelo sucesso obtido, aprendendo a celebrar a vida e os objetivos alcançados.

6. Previna-se contra o desânimo deixando em seu planejamento uma margem de erro, que não pode faltar, pois é natural no processo humano. Dificuldades existem para todos e também devem ser previstas. No entanto, é igualmente verdadeiro que todo obstáculo deve ser transformado em elemento de avaliação do método empregado.

7. Cultive determinação para não perder de vista o objetivo final e não se descuidar da finalidade de suas lutas pessoais. A fim de erradicar a causa dos erros que projetaram desafios maiores em sua jornada, é preciso coragem para admitir que você – e unicamen-

te você – tem o poder de realizar o ajuste necessário. Em certos casos, é útil determinar novas motivações e programar alvos que proporcionem maior prazer.

8. Transforme cada conquista ou vitória em um símbolo que estimule, posteriormente, a continuidade da caminhada. Os seres extracorpóreos nos ensinam que o ideal é olhar ao redor e reconhecer com nitidez os próprios esforços, apreciando seu valor e percebendo o esforço e o capacidade de administrar as energias de seu ambiente pessoal.

9. Reformule a visão que tem de si mesmo e invista na própria aparência, naquilo que deseja projetar a seu respeito, com vistas a melhorar seu desempenho. A mente precisa ser educada para dar valor aos esforços e capacidades individuais. Elabore um mapa de ação para eleger, programar e investir em algo que tenha significado para você. Com um projeto pessoal estimulante, aumenta sua probabilidade de atingir metas, pois haverá mais fatores de prazer e sucesso. Assim, suas conexões energéticas certamente serão realizadas com mais qualidade.

10. Descubra o que quer da vida, que objetivo você tem, de forma geral, e qual a meta particular a ser atingida. Apontar claramente os objetivos desejados é uma exigência fundamental para que resultados não somen-

te felizes, mas de alta qualidade se tornem realidade.

11. Identifique os alvos mentais mais preciosos para você neste momento. Estabeleça-os como sua meta imediata. A fim de atingi-los, invista tempo suficiente para inventariar os pormenores de cada elemento que pretende materializar em forma de esforços e conquistas, lembrando sempre de incluir situações que propiciem prazer.

12. Anote cada progresso e cada meta, mantendo seu relatório diário ao alcance da visão para consultas freqüentes. Procure ter claros em sua tela mental, bem como em sua relação de metas, as atitudes e os passos a serem dados para atingir aquilo que se propõe.

13. Adote uma postura íntima de abertura à mudança de pensamento. À medida que investe na modificação de sua rota para torná-la mais gratificante, você estará transformando seu próprio *quantum* energético, o componente vital, que ganhará em qualidade.

Diante do exposto, você poderá perguntar: com tantas maneiras de se alcançar satisfação, por que se percebe a maior parte das pessoas insatisfeita consigo, considerando-se infeliz? Por que razão ainda não atingiram seus objetivos? Parece que alcançar metas sociais, espirituais ou profissionais está cada vez mais difícil para a maioria.

Para elaborar uma possível resposta, recorro novamente ao pensamento do elevado companheiro extrafísico que me orienta nestas páginas. Diz ele que a realização de objetivos nobres, sublimes ou equilibrados, tanto no campo material como no energético, é regida por leis perfeitamente mensuráveis e facilmente reconhecidas pela observação. No entanto, são ainda desconhecidas em sua quase totalidade pela maioria dos humanos, assim como são também ignorados os caminhos propostos por essas leis, que regulam as trocas e compensações energéticas no cosmo. São leis sábias, estatuídas por um planejamento cósmico, para o qual ainda a humanidade não despertou. Tais dispositivos colocam à disposição do interessado grande soma de recursos energéticos que podem levá-lo ao sucesso pessoal, ao alcance da felicidade, à obtenção da saúde e ao encontro de um estado de satisfação íntima.

Muitas vezes, diante de observações como essas, há quem recorra a uma resposta pronta, geralmente apresentada como desculpa. Traz na ponta da língua que sabe de tudo isso, conhece todo o raciocínio aqui desenvolvido, mas não acredita nessa história nem tem tempo para a teoria em prática. É a resposta típica de quem se enquadra na categoria de homem pedra – conforme definição do livro *Superando os desafios íntimos*[9] –, que é um apático e desprovido de sensibilidade, tal qual os minerais.

9. PINHEIRO, Robson. Pelo espírito Alex Zarthú. *Superando os desafios íntimos*. Casa dos Espíritos Editora, 2000/2006.

Mesmo respeitando esse argumento, não posso deixar de lembrar de um sábio pensamento que expressa profunda verdade em uma única frase – aliás, expressou a falácia e o desculpismo humanos diante de desafios de qualquer espécie: "Quando alguém quer fazer alguma coisa, sempre encontra um jeito; quando não quer, sempre acha uma desculpa".

O desculpismo, que caracteriza a forma de pensar do ser aqui classificado como pedra, é o grande impedimento para que se possam atingir os alvos mentais decorrentes das metas estabelecidas. Alcançar a saúde por meio de manipulações energéticas não é possível sem o mínimo de conhecimento acerca da realidade extramaterial, sem adentrar mais profundamente os domínios do espírito.

A idéia é que, juntos, admitamos todos que somos meros aprendizes, independentemente dos títulos que ostentamos, da profissão que temos ou do valor que atribuímos a nós mesmos. Com base nessa premissa é que decidi compartilhar com você algumas observações, estudos e raciocínios que podem auxiliar muito na mudança e na aquisição de mais qualidade de vida.

É urgente transformar-se num agente de forças superiores, adotando um paradigma que satisfaça aos anseios de um homem novo, que está sendo forjado nas cinzas de uma cultura ultrapassada. Encontrar a felicidade, o equilíbrio e a satisfação é, na verdade, o objetivo primordial daquele que procura conhecer as diversas formas de manipular as energias da vida, do universo e da mente. Ao aspirar à função de agente dessas energias – como manipulador, modulador e biotransformador ou, ainda, terapeuta transpessoal e espiritual –, é natural que se queira viver mais plenamente. Para que isso ocorra, é fundamental a mudança de paradigma, da forma de ver o mundo e conceber o sucesso, a prosperidade, a satisfação e o equilíbrio. Sob todo aspecto, a verdadeira saúde deve ser o reflexo da saúde da alma, da consciência.

Em minhas peregrinações, tanto no estado de vigília quanto nas abordagens extrafísicas, procurei encontrar uma definição para aquilo a que chamamos equilíbrio. O melhor conceito veio de um ser extrafísico a quem devo muitíssimo – um amigo que, além de tudo, inspira estas páginas. Afirma ele que equilíbrio, no contexto em que se vê a humanidade, é comportar-se como ser inteiramente humano, nada divino, de modo sóbrio e sensato. É conseguir desenvolver uma personalidade capaz de gerenciar seu potencial e suas habilidades de forma sadia, harmoniosa com a natureza e sobretudo moderada. Equilíbrio, portanto, é uma condição na qual o ser humano vivencia as experiências de tal sorte que haja o mínimo possível de deformações, extremos e desproporções. Segundo o ponto de vista desse habitante da dimensão extrafísica, o atributo mais associado à idéia de equilíbrio é o bom senso. Com base nessa informação, atrevo-me a dizer que o uso do bom senso e da moderação sintetiza tudo aquilo que aproxima o ser humano de suas aspirações de felicidade.

Ainda no dizer do orientador extrafísico Joseph Gleber: "Sem organização e disciplina, não há chancela dos espíritos superiores". Essa visão se aplica às questões espirituais e emocionais tanto quanto à esfera material e profissional. Segundo esse pensamento, referência para nossos estudos, há dois conceitos que carecem de melhor definição, e eles devem ser colocados em prática com a máxima objetividade e transparência possível:

- *organização:*
  estabelecer metas e prazos;
- *disciplina:*
  manter o esforço e o ritmo para executar o planejamento.

A fim de atingir qualquer meta, é necessário inicialmente clarear a natureza dos alvos a serem atingidos ou conquistados. A partir de então se deve elaborar e organizar um planejamento, aqui chamado de mapa mental, que sistematiza uma estratégia para obter resultados compatíveis com os esforços e o desejo original. A conseqüência natural do processo é a conquista gradual, segura e progressiva dos objetivos pessoais. Evidentemente, isso também vale para o projeto de ser um terapeuta, iniciado ou doador de energia; um médium ou sensitivo. É válido também para se tornar bom profissional e cidadão responsável.

Convém observar que só se alcançará resultado positivo caso o planejamento se desenvolva segundo as leis universais que regulam as compensações energéticas individuais e coletivas. Não se deve agir de modo contrário a tais leis, sob pena de sofrer as conseqüências dos atos de rebeldia ou de simples ignorância.

Tendo como ponto de partida o planejamento passo a passo, é crucial abandonar a posição de uma pessoa reativa a fim de transformar-se em um indivíduo pró-ativo. Em vez de reagir a pessoas, circunstâncias, crises e tempestades emocionais alheias, deve-se assumir a dianteira e, a partir de então, agir, conforme o planejamento detalhado dos passos rumo aos objetivos estabelecidos.

Enfim, não permita que os conceitos de energia, modulação energética e aumento da qualidade de vida sejam apenas teoria expressa nestas páginas. Assuma total responsabilidade por sua vida, seus fracassos e seu sucesso pessoal. Aja, em primeira mão, em vez de reagir.

SUBCAPÍTULO 9.2

José do Egito e o ritmo da vida

HÁ UMA VERDADE que jamais pode ser ignorada: tudo no mundo ocorre segundo determinado ciclo, obedece a certo ritmo. Os antigos indianos ensinavam a respeito do movimento de ir e vir inerente à vida, a que denominavam *o respirar de Brama*. Quando Brama expira, é momento de criar, crescer, expandir-se; quando inspira, é momento de voltar-se para si, para o fortalecimento interior, a fim de sedimentar as conquistas do período anterior. É uma simbologia que atesta o grande movimento cíclico evolutivo. Em tudo na vida – fatores de ordem social, econômica, política, religiosa, sentimental ou emocional – há momentos de ascensão e queda, de crescimento, apogeu e decadência, que se alternam num processo de construção e reconstrução permanentes, que ganha em qualidade a cada novo ciclo. Como numa espiral, percorre-se sempre o movimento circular em toda a sua extensão, retomando pontos já vistos, mas numa direção ascensional, numa dimensão superior, aprofundando as experiências e conquistas. A linha do equilíbrio passa do pequeno ao grande, do menor ao maior.

Há ocasiões na experiência humana em que as coisas estão ótimas e vão muito bem; há outros momentos em que as mesmas coisas não são exatamente agradáveis – ou melhor, merecem maiores cuidados.

Os sábios orientais, de modo geral, conheciam esse movimento constante de sobe e desce, ir e vir. Compreendiam a lei do ritmo, cientes de que tudo na vida obedece a esse movimento. Programavam suas vidas de maneira a prever os momentos difíceis, quando possível, de maneira a amenizar os desafios. Sabendo de antemão que tudo se modifica com o transcorrer do tempo, procuravam permanecer atentos, a fim de não desperdiçar energias – bem como suas posses –, visando a uma economia global para os momentos de crise.

Na verdade, a crise só se estabelece quando o indivíduo não se prepara para enfrentá-la. Os antigos sabiam ser crucial poupar na época de abundância, a fim de sobreviver ao inverno e aos períodos de escassez. A crise poderá afetar os imprevidentes, mas jamais aqueles que se ocuparam dela com planejamento e tal antecedência e sabedoria, que não se embriagaram pela fartura e a opulência nem se deixaram levar pela dificuldade dos tempos áridos.

Para ilustrar e fixar esse princípio, reproduzimos um trecho registrado no Gênesis (Gn 41:1-36): a história de José do Egito. Aproveite a ocasião para despir-se de eventuais preconceitos contra o Antigo Testamento e conheça uma das tantas passagens que revelam quanto há de sabedoria na *Bíblia*, desde que se lhe faça uma leitura contextualizada, com o subsídio de informações que possibilitem elaborar uma interpretação bem fundamentada.

> *Ao final de dois anos, o faraó teve um sonho.*
>
> *Ele estava em pé junto ao rio Nilo, quando saíram do rio sete vacas belas e gordas, que começaram a pastar entre os juncos. Depois saíram do rio mais sete vacas, feias e magras, que foram para junto das outras, à beira do Nilo. Então as vacas feias e magras comeram as sete vacas belas e gordas.*
>
> *Nisso, o faraó acordou. Tornou a adormecer e teve outro sonho.*

Sete espigas de trigo, graúdas e boas, cresciam no mesmo pé. Depois brotaram outras sete espigas, mirradas e ressequidas pelo vento leste. As espigas mirradas engoliram as sete espigas graúdas e cheias.

Então o faraó acordou; era um sonho.

Pela manhã, perturbado, mandou chamar todos os magos e sábios do Egito e lhes contou os sonhos, mas ninguém foi capaz de interpretá-los. Então o chefe dos copeiros disse ao faraó:

– Hoje me lembro de minhas faltas. Certa vez o faraó ficou irado com os seus dois servos e mandou prender-me junto com o chefe dos padeiros, na casa do capitão da guarda. Certa noite cada um de nós teve um sonho, e cada sonho tinha uma interpretação. Pois bem, havia lá conosco um jovem hebreu, servo do capitão da guarda. Contamos a ele os nossos sonhos, e ele os interpretou, dando a cada um de nós a interpretação do seu próprio sonho. E tudo aconteceu conforme ele nos dissera: eu fui restaurado à minha posição e o outro foi enforcado.

O faraó mandou chamar José, que foi trazido depressa do calabouço. Depois de se barbear e trocar de roupa, apresentou-se ao faraó.

O faraó disse a José:

– Tive um sonho que ninguém consegue interpretar. Mas ouvi falar que você, ao ouvir um sonho, é capaz de interpretá-lo.

Respondeu-lhe José:

– Isso não depende de mim, mas Deus dará ao faraó uma resposta favorável.

Então o faraó contou o sonho a José:

– Sonhei que estava em pé, à beira do Nilo, quando saíram do rio sete vacas, belas e gordas, que começaram a pastar entre os juncos. Depois saíram outras sete, raquíticas, muito feias e magras. Nunca vi vacas tão feias em toda a terra do Egito. As vacas magras e feias comeram as sete vacas gordas que tinham aparecido primeiro. Mesmo depois de havê-las comido, não parecia que o tivessem feito, pois continuavam tão magras como antes. Então acordei.

"Depois tive outro sonho. Vi sete espigas de cereal, cheias e boas, que cresciam num mesmo pé. Depois delas, brotaram outras sete, murchas e mirradas, ressequidas pelo vento leste. As espigas magras engoliram as sete espigas boas. Contei isso aos magos, mas ninguém foi capaz de explicá-lo."

– O faraó teve um único sonho – disse-lhe José. – Deus revelou ao faraó o que ele está para fazer. As sete vacas boas são sete anos, e as sete espigas boas são também sete anos; trata-se de um único sonho. As sete vacas magras e feias que surgiram depois das outras, e as sete espigas mirradas, queimadas pelo vento leste, são sete anos. Serão sete anos de fome.

"É exatamente como eu disse ao faraó: Deus mostrou ao faraó aquilo que ele vai fazer. Sete anos

de muita fartura estão para vir sobre toda a terra do Egito, mas depois virão sete anos de fome. Então todo o tempo de fartura será esquecido, pois a fome arruinará a terra. A fome que virá depois será tão rigorosa que o tempo de fartura não será mais lembrado na terra. O sonho veio ao faraó duas vezes porque a questão já foi decidida por Deus, que se apressa em realizá-la.

"Procure agora o faraó um homem criterioso e sábio e coloque-o no comando da terra do Egito. O faraó também deve estabelecer supervisores para recolher um quinto da colheita do Egito durante os sete anos de fartura. Eles deverão recolher o que puderem nos anos bons que virão e fazer estoques de trigo que, sob o controle do faraó, serão armazenados nas cidades. Esse estoque servirá de reserva para os sete anos de fome que virão sobre o Egito, para que a terra não seja arrasada pela fome."

O faraó, impressionado com José, deu-lhe a função de governador do Egito. Enquanto, durante os anos de fartura, os egípcios estocavam boa parte de seus mantimentos, outros povos foram imprudentes e desperdiçaram, acreditando que nada mudaria. Se tudo estava tão bem, como poderia haver um revés? José, porém, continuava a economizar, apesar das evidências e idéias em contrário. Após a realização do grande economista do passado, vieram os sete anos de fome, conforme rezava a profecia. Os egípcios, além de garantir sua subsistência, fizeram da crise uma época de prosperidade, pois lucraram durante o período de escassez ao vender para outras nações o excedente dos produtos estocados. Ou seja, souberam interpretar as leis da vida de forma mais abrangente que as demais nações, sob a orientação de José, um dos filhos de Jacó.

A partir desse grande ensinamento, os povos orientais passaram a conviver com fatos que lhes reafirmavam o mesmo princípio: sempre que há abundância, deve haver uma reserva. Quando entra dinheiro, aí é que se tem de economizar, e não quando falta. Quando há energia, força, juventude e saúde, deve-se usufruir de tudo isso com prudência e temperança, pois, quando a situação for inversa, será necessário contar com as economias energéticas, emocionais ou vitais para sobreviver.

Aí está uma lei da natureza contra a qual não se deve insistir, simplesmente porque é inútil opor-se às leis da vida – lembra-se de Sísifo? Muita gente entra em crise porque, quando possui alguma coisa, gasta sem limites, esbanja, destrói, acreditando que jamais acabará a bonança. Mas, ai... Tudo que sobe, desce! Nada permanece sempre do mesmo jeito coisa; ninguém permanece no auge da glória, da fama e da fortuna para sempre. Tudo no universo está em constante movimento e obedece a um ciclo, a um ritmo. Aquilo que ora está no alto virá para uma posição contrária, pela própria dinâmica da vida; do mesmo modo que aquilo que está embaixo será elevado.

Outro exemplo interessante que demonstra a aplicação do princípio percebido por José do Egito é a interpretação que o povo hebreu deu ao quarto mandamento da lei ditada no monte Sinai. Diz o mandamento escrito por Moisés:

> *"Lembra-te do dia de sábado, para santificá-lo. Trabalharás seis dias e neles farás todos os teus trabalhos, mas o sétimo dia é o sábado dedicado ao Senhor, o teu Deus. Nesse dia não farás trabalho algum, nem tu, nem teus filhos ou filhas, nem teus servos ou servas, nem teus animais, nem os estrangeiros que morarem em tuas cidades. Pois em seis dias o Senhor fez os céus e a terra, o mar e tudo o que neles existe, mas no sétimo dia descansou. Portanto, o Senhor abençoou o sétimo dia e o santificou"* (Êx 20:8-11).

Os hebreus e, mais tarde, os judeus obedeciam à risca o preceito registrado no quarto mandamento, a tal ponto que foram duramente criticados por Jesus e pelos apóstolos por sua intransigência quanto à observância da lei de Moisés.

Ocorre que os judeus não se restringiram à observância do sábado enquanto dia da semana. Projetaram o mandamento para a economia como um todo, especialmente para a atividade agrícola. Desenvolveram ciclos anuais, em que aravam a terra e plantavam durante 6 anos e, no sétimo, deixavam-na em repouso absoluto, sem permitir que fosse utilizada, sob nenhum pretexto. Para isso, reservavam 20% de toda a produção para o ano do jubileu, o sétimo ano, em que a terra deveria descansar. Resultado: a terra, revigorada pela trégua dos produtores, produzia muito mais do que as terras dos países vizinhos. Hoje, os descendentes da tribo de Judá, os israelitas, detêm uma das mais modernas, senão a mais moderna tecnologia agrícola do mundo, em meio a um solo árido e arenoso. Fazem o próprio deserto produzir, a despeito das condições adversas que lhe são próprias.

No campo financeiro, os judeus foram ensinados a doar 10% de todo o seu lucro para a manutenção do trabalho divino, simbolizado pelo culto realizado nos lugares santo e santíssimo de seu santuário, uma das sete maravilhas do mundo. Doavam de bom coração o chamado *dízimo*. O tempo foi passando e viram que, quanto mais doavam para a manutenção do trabalho espiritual, mais seus bens se multiplicavam. Era a comprovação da lei que afirma que quanto mais se doa, mais se tem e, de modo oposto, quanto mais se retêm, mais se perde. Descobriram o filão de ouro das leis universais da prosperidade e aos poucos chegaram à alíquota de 23% de sua renda destinada à manutenção e à promoção das questões espirituais relativas ao seu povo. Resultado: utilizaram as leis universais em seu benefício e, reconhecidamente, são detentores de uma das maiores fortunas entre os povos.

Repare que existem leis que regulam nosso crescimento pessoal e socioeconômico. É preciso, no entanto, que nos organizemos, a fim de conseguir empregar essas leis em nosso benefício. Nas páginas seguintes, apresento uma proposta de organização. Parafraseando a máxima citada anteriormente: *Sem organização e disciplina não há como conseguir que o universo conspire em nosso favor.*

SUBCAPÍTULO 9.3

Planejar e alcançar: alguns exercícios práticos

A SEGUIR, um roteiro muito simples que você poderá pôr em prática passo a passo, a fim de transmutar ou reorganizar algumas questões íntimas.

Que tal visualizar empreendimentos que você gostaria muito de ter realizado, experimentado ou estimulado e só não o fez porque não os estabeleceu como prioridade? Qualquer coisa vale: um hábito prazeroso, um cuidado importante com a saúde – física, estética, emocional, energética, espiritual; não importa –, um sonho relegado ao esquecimento, a crença de que é possível desejar, perseguir e alcançar objetivos... Deixe o pensamento fluir com liberdade.

Eventualmente até usufruímos de certas experiências ou atingimos algum feito valoroso para nós, no entanto, a partir de determinado momento que não sabemos identificar ao certo, deixamos de lado aquilo que nos agradava e inspirava. Justamente aquela coisa especial que apreciávamos tanto, que trazia uma satisfação incomparável... Por alguma razão, não voltamos a praticá-la.

A idéia central aqui – caso você esteja se perguntando por que se dedicar a isso, avaliando se vai mesmo fazer o que está proposto – é que refletir sobre si mesmo, além de fazer bem a nós, é uma atitude extremamente ecológica, por assim dizer. Alimento a crença fervorosa na afirmativa de que *o bem que fazemos a nós se reverte em benefício do próximo.*

Assim sendo, deixe sua imaginação funcionar. Permita que as boas lembranças aflorem em sua mente e transcreva, nas próximas linhas, 10 coisas que lhe proporcionam satisfação pessoal, que o fazem sentir-se uma pessoa mais feliz e realizada ou que, simplesmente, promovam sensação de bem-estar. Procure escrever aquilo que gostaria de resgatar ou redescobrir, como, talvez, ir regularmente ao cinema, dançar novamente, passear mais, visitar o *shopping,* dedicar-se à jardinagem, aprender um idioma... Vale tudo: de tomar sorvete a viajar com mais freqüência, nem que seja para perto de onde mora. Algo que você nunca fez ou que deixou de fazer por causa de alguém, de um fato qualquer – ou sabe-se lá por que –, mas que lhe traria enorme felicidade caso fosse realizado ou retomado. Anote somente as coisas viáveis, que podem ser bem simples; aquelas que você vem adiando há muito tempo.

10 coisas que eu gostaria de fazer ou de resgatar em minha vida, mas não as faço por causa de alguém, de alguma situação ou mesmo simplesmente porque deixei de realizá-las:

Em seguida, eleja um desses pontos. Apenas um por semana (ou por mês) e permita-se realizar, viver, vibrar – desde que a vivência desse desejo ou experiência não seja prejudicial a você nem ao próximo. Vamos lá, permita-se. Aprenda a resgatar as coisas boas da vida; deixe-se embriagar com a alegria de viver em plenitude.

Qual dessas coisas vou me permitir fazer nesta semana (ou neste mês)?

Concretizada a experiência, você tem um compromisso com sua energia, com sua saúde energética. Depois, volte neste ponto do livro e conte como foi. Que tal? Basta escrever a sensação experimentada com a realização de seu projeto. Que tal vibrar, celebrar e alegrar-se por haver relembrado coisas boas, que o deixam mais contente e satisfeito com a vida? Isso é fazer o bem a si mesmo. Essa é a referência que você terá a partir de agora, para promover também o bem do próximo. Viver o bem, o lado bom de todas as coisas.

Minhas impressões da experiência vivida: o que senti, quais emoções experimentei:

____

____

____

____

Concluído esse primeiro exercício, vamos passar a algo mais desafiador. Identifique 10 coisas em seu comportamento e em suas atitudes que não lhe agradam, que você mesmo julga necessário modificar. Talvez sejam características bastante triviais, como ser briguento, ranzinza ou mal-humorado. Quem sabe algo mais amplo, como o seu jeito de ver a vida? Um modo que é todo seu, mas não mais lhe apraz e você quer muito transformar. Que tal ter a coragem de se olhar no espelho a fim de identificar aquilo que lhe desagrada no próprio comportamento ou forma de ser? Tome o lápis ou a caneta e descreva 10 coisas que gostaria de renovar em seu comportamento.

10 coisas que eu gostaria de transformar em meu comportamento, em minhas atitudes, em meu jeito de ser:

____

____

____

____

____

____

____

____

____

____

Encontrar o que incomoda para então fazer uma cirurgia na alma. É preciso coragem. Olhe para trás, para seu passado em busca de forças para prosseguir. Procure recordar quantos desafios foram vencidos. Na maior parte das vezes, tenho certeza, enquanto vivia cada um deles, você temia não ter êxito, achava que não daria conta. Pois bem, você conseguiu! Portanto, mãos à obra! Use suas vitórias para acreditar que é possível concretizar seus anseios de mudança interior.

Sem esquecer que o compromisso firmado com você

mesmo na primeira parte do exercício continua de pé – realizar algo que lhe satisfaça, que lhe dê prazer e alegria de viver –, escolha agora uma das características que o incomodam, listadas por último. Apenas uma de cada vez, somente uma por semana. Nada mais.

Sugiro enfaticamente que comece pelo item de menor dificuldade e, aos poucos, reprograme sua mente, sua vida e suas emoções. Dedique-se primeiramente a observar a questão que elegeu: suas causas, a freqüência com que se manifesta, o quanto está arraigada em sua personalidade. No segundo momento, é hora de abordar o ponto que o incomoda. Lembre-se: nada de exigir coisas que não é capaz de realizar, em curto prazo. Por isso a recomendação de começar pelo mais fácil.

A mente é um potente e sofisticado computador biológico. Assim que você iniciar o projeto de reeducação e perseverar nesse caminho, a mente responderá. Acredite. Empenhe-se durante uma semana (ou duas, caso julgue realmente necessário) e sucessivamente invista em um a um dos aspectos relacionados. Escreva diante de cada item a data em que iniciou sua reprogramação. Verá do quanto é capaz.

Faça agora mesmo por você aquilo que ninguém poderá realizar. A vida é sua, e você é o autor de sua própria felicidade. Não há procuração para isso nem como terceirizar essa função. O convite aqui enunciado visa fazer o bem para você e, em extensão, para sua família e seus semelhantes, pois, à medida que você se modifica e se torna um indivíduo melhor, descobre-se também mais alegre e satisfeito. O mundo ganha em qualidade, e você, em felicidade. Arrisque, faça uma tentativa verdadeira, esforce-se e invista em você, em sua vida. Não adie mais este momento.

Os exercícios descritos têm apenas o objetivo de que você veja o quanto é essencial para sua saúde o fator satisfação, a sua felicidade. Ao contrário do que faz crer o modelo de saúde vigente em nossa sociedade – se bem que em franca decadência e esgotamento há alguns anos –, saúde não depende exclusivamente de médicos, de terapeutas ou de um tratamento energético. A própria Organização Mundial de Saúde (OMS) hoje define de forma holística a saúde, considerando-a como um estado amplo de harmonia, que abarca todas as dimensões do ser humano: física, social, psicológica e espiritual. Não adianta confiar sua saúde a um espírito, a um médico ou terapeuta holístico se você não promove mudanças radicais em seu comportamento e em suas atitudes. Indivíduo algum poderá substituir seus esforços, sua participação.

Este livro foi escrito para que você veja e sinta que sua constituição original é energia. Você é pura energia, condensada, coagulada, mas sempre será um ser energético – mesmo quando esta vida física chegar ao término. A maneira de ver a vida que você elaborou, seu comportamento e suas atitudes são energia, geram energia e prosseguirão integrando seu ser, definindo quem você é. Seus pensamentos e emoções são elementos da dimensão energética – chame-a como quiser. Desse modo, para que as técnicas de doação de energia ou a transfusão de fluidos surtam o efeito desejado, tanto quanto qualquer outro método terapêutico, e possam atingir com eficiência os objetivos traçados, é crucial conscientizar-se de que sua participação é essencial, indispensável.

Para finalizar essa contribuição a suas reflexões e seus estudos, deixo aqui uma mensagem ditada por um autor extrafísico que pede anonimato, a qual julgo importante para a conclusão desta obra.

> *Sobre as cinzas do século velho e das antigas concepções arraigadas no homem-matéria, ergue-se a civilização do terceiro milênio, abrindo as portas para a entrada de uma nova consciência. O passado, sob a poeira do tempo, apenas atesta que os caminhos da materialidade e do materialismo não servem mais para satisfazer a ânsia de espiritualidade que invade os corações dos filhos da Terra.*
>
> *Antigamente, há alguns anos, a ciência teimava em percorrer os caminhos dos seus laboratórios distanciada dos princípios e da idéia de espiritualidade, por medo de fundir-se às manifestações de religiosidade humana. Hoje, refeita da fadiga produzida por esses esforços, que se mostraram infrutíferos, a ciência redescobre o caminho da espiritualização, com novas perspectivas, que lançam as bases para um pensamento mais amplo, arrojado e progressista.*

No âmago da matéria, palpita o anseio de espiritualidade, e o novo homem descobre Jesus no interior dos laboratórios. A nova ética, tão em voga como nobre ideal, em verdade ressuscita os ensinos do Evangelho, reinterpretado de acordo com as conveniências do vocabulário atual. Com o nome de psicologia profunda, psicologia transpessoal ou interna, os preceitos estabelecidos por Jesus são novamente estudados, no âmbito da alma. Na física dos grandes astros, a conclusão é a mesma de outrora: somos todos filhos das estrelas, interligados por fios invisíveis. A releitura moderna apenas diz aos homens da Terra que a mensagem do Evangelho permanece como farol para a renovação da humanidade. Não as interpolações e interpretações complexas que se fizeram a respeito dele, mas a essência dos ensinamentos do homem Jesus de Nazaré.

Os conceitos novos são antigos, e os ideais antigos são reinventados pelo homem novo, que se ergue dos escombros do materialismo e se apresenta ao mundo como a síntese da evolução nos últimos milênios. Atentos aos novos surtos de progresso da humanidade, acordemos para as conquistas do espírito, que se irradiam em meio às conquistas humanas.

APÊNDICE

PROCEDIMENTOS TERAPÊUTICOS DA BIOENERGIA

APÊNDICE

Procedimentos terapêuticos da bioenergia

COM O OBJETIVO de complementar esta obra, julgamos adequado reproduzir alguns procedimentos consagrados de aplicação da bioenergia. Entre tantas técnicas disponíveis, selecionamos algumas bastante simples, porém muito eficazes, que têm sido experimentadas com bons resultados.

O primeiro conjunto, designado sob o nome de *passes magnéticos,* resume-se a transferências bioenergéticas que movimentam significativa quantidade de fluidos oriundos do próprio doador ou magnetizador, que é a principal fonte dos recursos empregados, ainda que outras energias possam evidentemente somar-se ao todo transfundido.

O desenvolvimento dessas práticas deu-se, em grande medida, entre os pesquisadores espíritas, o que torna freqüente aqui a referência a tal contexto, onde surgiu o próprio termo *passe.*[10] Entretanto, de modo algum esse fato deve restringir a aplicação das técnicas, que não estão circunscritas a círculos específicos. Segurança, conhecimento de causa, responsabilidade e, acima de tudo, postura ética são os elementos essenciais ao desempenho proveito-

10. Uma das obras centrais em que se baseiam os métodos aqui descritos é o livro *Passes e radiações*, de Edgard Armond. Editora Aliança: 32ª ed., 1996.

so da terapia bioenergética, onde quer que ocorra. Desde que se possa contar com esses fatores, não há por que não explorar o conhecimento, que, conforme sabemos, não é propriedade de ninguém.

Há técnicas importantes de bioenergia e de passe que não estão descritas neste anexo, pois este não constitui um compêndio sobre o assunto, e conceituá-las extrapolaria seu objetivo. A fim de obter mais referências sobre o tema, há larga bibliografia disponível, que pode ser encontrada sem dificuldades em livrarias especializadas. Preferimos eximir-nos de fazer esta ou aquela recomendação particular, acreditando que o estudioso deve procurar a linguagem e a apresentação de sua preferência. É impressionante a oferta de títulos que propõem sistematização e nomenclatura diversas para um conjunto de fenômenos que é rigorosamente o mesmo. Enquanto escolas de pensamento procuram arrogar-se a primazia no manejo das bioenergias, importa ao ser humano a verdade que transcende a todas elas, reunida nas variadas expressões do legítimo conhecimento holístico e sem fronteiras.

O segundo grupo de técnicas é composto de indicações terapêuticas que chegaram a meu conhecimento por interferência de inteligências extrafísicas, que, conforme explicado anteriormente, têm papel relevante em minha vida e na elaboração desta obra. São exercícios respiratórios que têm por objetivo a revitalização bioenergética a partir do contato consciente com as fontes da natureza; em última análise, buscam absorver a energia primordial do universo: o *prana* (do sânscrito, *respiração*), segundo denominação hindu, ou *fluido cósmico*, conforme a conhecemos na atualidade.

A título de introduzir este anexo e, ao mesmo tempo, passar em revista o conteúdo desta obra, listamos dez pontos que resumem de modo bastante conciso os fundamentos da psicobioenergética e são premissas básicas a considerar quando de sua aplicação terapêutica.

1. A bioenergia ou fluido vital penetra e age em todos os corpos, sejam orgânicos ou inorgânicos.

2. Nos seres humanos, o reservatório de bioenergias é denominado corpo etérico ou duplo etérico – organismo energético de natureza material, perecível, por meio do qual a consciência não se manifesta, mas que é peça essencial à manutenção da saúde e da vida humanas.

3. A bioenergia exala uma atmosfera fluídica à qual se dá o nome de aura magnética, que penetra e envolve todo o corpo físico, contíguo ao corpo etérico.

4. Durante o processo de doação, a bioenergia é canalizada a partir dos centros de força do duplo etérico e exsudada pelos poros do magnetizador, principalmente a partir das mãos e dos olhos.

5. A atmosfera fluídica de cada um pode ser impulsionada pela vontade e dirigida pelo pensamento. É com base nesse fato que se opera a transferência bioenergética entre as pessoas.

6. Ao entrar em contato com o psiquismo humano e as emoções, a bioenergia adquire consistência, textura, coloração e propriedades odoríferas variadas, podendo ser perceptível a pessoas mais ou menos sensíveis.

7. A existência da bioenergia pode também ser atestada pela captação de suas irradiações a partir de certos instrumentos, como ocorre na *bioeletrografia*.[11]

8. Características de cunho emocional influenciam em grande medida a emissão, a qualidade e a robustez da bioenergia. Ódio, ciúme, inveja e orgulho, entre outros

11. *Bioeletrografia* é a captação das irradiações do duplo etérico em filme fotográfico convencional, por meio do chamado efeito corona. Difundida sobretudo a partir das descobertas do casal Kirlian, na Rússia dos anos 1930, tem sua principal aplicação como método de diagnóstico energético, uma vez que se verificam traços comuns nas fotografias de indivíduos que apresentam sintomas e quadros semelhantes, conforme demonstram estudos conduzidos posteriormente por pesquisadores como Hernani Guimarães Andrade. No Brasil, ao que tudo indica, registram-se iniciativas anteriores às russas, levadas a efeito pelo Padre Landal de Moura, no Rio Grande do Sul, que datam da virada do século XIX para o século XX.

exemplos, corrompem a faculdade curativa das biomoléculas e podem ser altamente daninhos a quem se expõe a tais emanações. Já sentimentos como amor, compaixão, benevolência e seus semelhantes contribuem grandemente com a qualidade terapêutica da bioenergia. Isso equivale a afirmar que a moral do magnetizador, entendida como os pensamentos, emoções, comportamentos e atitudes que alimenta, tem impacto decisivo sobre seu trabalho bioenergético.

9. Sob o ponto de vista físico, a emissão da bioenergia provoca, em quem a recebe, efeito que obedece às características emprestadas pelo emissor a suas energias, que variam segundo o fator moral somado à vontade que o impulsiona. Portanto, os fluidos podem adquirir propriedades de ordem calmante, excitante, soporífera, irritante, adstringente, expelidora, tóxica, reparadora, entre inúmeras variações.[12]

Tais variedades se multiplicam de acordo com a vontade empregada, a capacidade de doação de cada pessoa e a qualidade moral que se imprime à bioenergia.

12. É referência indispensável ao estudioso das terapias bioenergéticas o texto intitulado *Os fluidos*, de Allan Kardec, exímio magnetizador francês. Constante da obra *A gênese, os milagres e as predições segundo o espiritismo* (cap. 14, diversas editoras e traduções brasileiras), lançada originalmente em 1868, o texto é a leitura mais abrangente, completa e sintética – e, por isso, fundamental – a respeito da natureza e das aplicações dos fluidos.

10. A bioenergia pode se propagar à distância, mas – neste caso ainda com mais propriedade – sua eficácia está totalmente sujeita à força da vontade, da concentração e da capacidade de irradiação e de absorção dos agentes envolvidos no processo de transferência bioenergética.

SUBITEM 10.1

Os passes magnéticos

ANTES DE INICIAR, há determinados princípios elementares a serem observados, válidos para todos os tipos de passe magnético.

Idealizado como uma imposição rápida, de aproximadamente 5 minutos de duração, o passe magnético pode ser aplicado em várias pessoas, simultânea e consecutivamente – ao contrário do *reiki*, por exemplo, que é uma técnica de consultório, por isso mesmo mais individualizada. Assim sendo, sugere-se não encostar no consulente, por desnecessário e para prevenir possíveis constrangimentos.

Em segundo lugar, durante o passe é indicado estabelecer a seguinte convenção: mão espalmada no momento da emissão energética, mão fechada ao interrompê-la, a fim de reiniciar o movimento. É um cuidado que costuma favorecer a educação da vontade, ao subdividir o passe em duas etapas distintas, uma vez que dificilmente temos a disciplina mental de mantermo-nos atentos à doação ao longo de vários minutos, ininterruptamente. Ao alternar entre os dois gestos, há ganho de concentração no ato do passe tanto quanto de eficiência naqueles instantes específicos em que é requerido emanar bioenergia durante todo o processo.

O terceiro pressuposto é, na verdade, um alerta. Conforme explorado na segunda parte desta obra, reiteramos aqui a necessidade de reabastecimento energético por parte do terapeuta, o que deve ser objeto constante de sua preocupação. Devem ser adotadas desde as iniciativas que devem tornar-se hábito – tais como retomar o contato com as fontes da natureza e submeter-se a si mesmo a terapias bioenergéticas, sejam passes, exercícios respiratórios ou banhos de ervas – até a importante atitude de, durante o trabalho de doação, não descuidar de seu bem-estar em hipótese alguma, sob pena de comprometer o andamento das tarefas. São táticas eficazes para promover a reenergização ao longo da atividade, evitando o desgaste extremo: visualizar o fluido cósmico sendo absorvido na respiração e pelos chacras, em especial o coronário; inspirar e expirar profundamente entre um passe e outro, conscientemente haurindo energias salutares e liberando cargas tóxicas; utilizar ferramentas como o canto ou a oração, de acordo com as preferências pessoais.

Além de tudo isso, quando os passes são aplicados por uma equipe, com vistas à preservação do grupo e à mobilização da maior cota de energia possível, recomenda-se enfaticamente a formação de uma *corrente magnética*, que consiste na união homogênea das *forças* – leia-se: pensamentos, emoções, vontades e, conseqüentemente, energias – de todos os magnetizadores em torno de um propósito comum, estabelecendo harmonia entre si e com seus mentores extrafísicos.

Conforme explicado, o passe magnético de modo geral faz com que os fluidos sejam dirigidos com grande intensidade à pessoa em tratamento. Enquanto são ministrados os procedimentos, os recursos oferecidos pela corrente magnética dfevem ser conduzidos a fim de criar de uma espécie de defesa ou campo protetor em torno da pessoa. Tudo isso por meio do pensamento organizado, dirigido e disciplinado. Ainda é importante lembrar que as emissões mentais do terapeuta, tanto quanto de quem recebe os benefícios da bioenergia, devem compartilhar o máximo possível da sintonia harmônica com a vida.

PROCEDIMENTO I

O procedimento I é geralmente ministrado com o consulente sentado, de preferência em um banco, a fim de evitar que o encosto de uma cadeira obstrua o movimento das mãos do terapeuta. Este deve postar-se de pé, à esquerda de quem receberá a bioenergia, posicionado de modo a enxergar seu perfil.

A técnica compõe-se de três fases padronizadas, conforme enumeração a seguir. Devem-se repetir os movimentos descritos em cada uma delas de 5 a 10 vezes antes de passar para a etapa seguinte.

1. Repousar a mão esquerda sobre o chacra coronário[13] do consulente – sem tocá-lo em nenhum momento – enquanto a direita desliza da cabeça até a base da coluna vertebral, na altura do sacro.

2. Em seguida, permanecer com a mão direita espalmada sobre o bulbo raquidiano enquanto a esquerda percorre a área que corresponde ao córtex cerebral e desce pela frente, atuando sobre os principais chacras.

3. Ambas as mãos sobre a cabeça, repetem-se os movimentos de modo simultâneo: a direita volta a descer até o sacro enquanto a esquerda segue até o baixo ventre. Essas três posições atingem os centros nervosos, tanto quanto o centro vegetativo, desobstruindo os canais de energia

13. Para mais informações sobre os chacras e os centros de força, consultar o capítulo 5 da obra a seguir. PINHEIRO, Robson. Pelo espírito Joseph Gleber. *Medicina da alma*. Casa dos Espíritos Editora, 1997/2007 – 2ª edição comemorativa, revista e acrescida de ilustrações e notas. Esse livro certamente será de imenso proveito para o leitor de *Energia*, pois apresenta todos os conceitos explorados e aplicados aqui.

e regularizando o sistema de irrigação fluídica do duplo etérico. Assim, o procedimento 1 é um estímulo para que o organismo se recomponha com seus próprios recursos, que passam a circular com mais liberdade, estabelecendo apreciável melhora.

O procedimento 1 é indicado também como auxiliar no tratamento de moléstias materiais – ou seja, que acometem o corpo físico –, principalmente as de origem etérica, sem fundo espiritual ou psíquico: alguns tipos de cefaléia, dores localizadas diversas, mas sobretudo na coluna vertebral. Isso porque o passe desmantela os focos de parasitas energéticos eventualmente aderidos à constituição delicada do duplo etérico, pois não conseguem resistir à bioenergia bem aplicada.

Como se pode ver, é um método bastante simples, mas que promove limpeza intensiva sobre os corpos físico e etérico, ao mesmo tempo.

PROCEDIMENTO 2

A técnica usada no procedimento 2 é idêntica à do número 1, no entanto os fluidos são intencionalmente direcionados ao agente teta, isto é, à inteligência extracorpórea que acompanha o indivíduo em tratamento. A irradiação bioenergética dirigida ao agente espiritual rompe as ligações magnéticas entre ambos, liberando a aura e o sistema nervoso do consulente da influência que lhe é prejudicial.

Esse procedimento é recomendado em processos simples de influência extrafísica ou quando há somatização de algum conflito obsessivo. Embora os recursos sejam canalizados para o ser extrafísico, e não para a pessoa em tratamento, ela é a ponte entre o magnetizador ou modulador da energia e o ser espiritual causador dos distúrbios.

Além disso, sempre que houver algum foco de desequilíbrio de caráter psicológico ou dificuldades de ordem emocional, com ou sem ação extrafísica, o procedimento 2 atua como potente campo de reorganização psicossomática. As linhas de força dos corpos etérico e astral são especialmente beneficiadas, submetendo-se a ampla reestruturação. Como resultado, verifica-se em pouco tempo a repercussão física, com progressivo e evidente incremento na qualidade de vida.

Convém observar que, durante o processo de irradiação da bioenergia, o doador dos fluidos deve manter a mente atenta e disciplinada, comandando-a com força de vontade, sem perder de vista o objetivo por um instante sequer. Nesse estágio são desarticulados os clichês mentais alojados na aura magnética do receptor, entretanto a ação é diretamente proporcional à sua vontade real de se beneficiar da bioenergia, associada à força mental empregada pelo terapeuta.

Toda vez que o emissor sentir-se enfraquecido durante a transfusão bioenergética, é imperioso que ele descanse por alguns instantes e procure respirar profundamente, mas sem ruídos, evitando chamar a atenção para si. A única finalidade dessa prática é reabastecer-se na fonte primordial de energia: o fluido cósmico universal. Uma corrente magnética também é de grande valia, conforme já foi dito. Estruturada com o fim de dar suporte à atividade em andamento, deve ser composta por indivíduos em sintonia com o trabalho, pois assim o magnetizador tem à disposição uma espécie de bateria bioenergética, que fornecerá recursos para a terapia que pretende ministrar.

PROCEDIMENTO 3

Designado para quadros mais graves, o procedimento 3 deve ser ministrado sob prescrição dos seres extrafísicos que orientam as atividades. É bom observar que a ação de agentes extrafísicos conscientes e comprometidos com o auxílio à humanidade é um dos principais fatores de sucesso na maioria dos tratamentos energéticos.

O procedimento 3 é apropriado para tratamento e acompanhamento de perturbações avançadas, com ou sem repercussões no corpo físico. Atinge em cheio o duplo etérico, fortalecendo as linhas de força, e atua positivamente no psicossoma como um todo, promovendo até mesmo a reestruturação de suas células e a reorganização de seus tecidos – ainda que haja considerável debilidade e a enfermidade se origine em processos graves de influência ou de obsessão complexa. Esse procedimento age também nos níveis molecular, atômico e subatômico do corpo somático, oferecendo aos benfeitores extrafísicos as condições necessárias para o implante de microcélulas nos indivíduos em tratamento, entre outras possibilidades da tecnologia sideral. Como se não bastasse, quando é acompanhado da instrução precisa dos orientadores extrafísicos, o procedimento 3 é eficaz para desfazer focos infecciosos causados por síndromes parasitárias agudas, de ordem energética, além de desarticular imagens mentais de intensidades variadas e formas-pensamento prejudiciais que porventura estejam a povoar a atmosfera mental do consulente.

O procedimento 3 é subdividido em duas categorias: A e B. O primeiro é indicado quando há manifestações de natureza material decorrentes tanto de conflitos psicológicos intensos quanto de perturbação extrafísica. Devem ser abordados com o procedimento 3B os casos ainda mais sérios, em que se observam processos graves de fundo psicológico e psiquiátrico, ou mesmo no caso das obsessões complexas – caracterizadas por implantes de larvas ou aparelhos parasitas, síndromes de ressonância vibratória com o passado e de arquepadia, goécia e vampirismo, entre outras patologias devidamente catalogadas pela medicina espiritual.

Convém frisar que todo tratamento deve ser acompanhado de terapias complementares, incluindo a medicina acadêmica, de modo a extrair o máximo das contribuições que cada área apresenta em favor da saúde.

PROCEDIMENTO 3
TIPO A

Diferentemente do que ocorre nas duas primeiras técnicas, o beneficiado agora permanece de pé, ao passo que se requerem dois magnetizadores para realizar o procedimento: um se colocará diante dele, e o outro, atrás. Desse modo, os terapeutas ficam frente a frente, com o consulente no meio, entre ambos. Circundando a todos, a uma distância confortável, está a corrente magnética, que é imprescindível para o êxito deste procedimento e o bem-estar dos doadores.

1. Tendo as mãos espalmadas, iniciar uma limpeza psíquica rápida, com movimento longitudinal dos braços, da cabeça do consulente até a altura dos joelhos. Os dois doadores de bioenergia devem atuar sempre juntos, em sincronia: um promove a limpeza na raiz dos chacras, ao longo da coluna vertebral, e o outro na boca dos chacras, pela frente. Repetir rápida e vigorosamente os movimentos longitudinais de limpeza por 5 a 10 vezes antes de prosseguir.

2. Um dos doadores de energia, geralmente aquele que está à frente do consulente, posiciona-se para o tratamento segundo as orientações previamente recebidas da dimensão extrafísica. Entre as diversas alternativas, predominam

técnicas manuais a serem aplicadas sobre determinados chacras, movimentos que podem ser dos seguintes tipos: a) circular ou rotatório; b) imposição simples; c) dispersão energética, conforme a necessidade individual. Além disso, podem-se ministrar passes de sopro localizados, a saber: d) sopro frio, com função dispersiva e calmante; ou e) sopro quente, que injeta grande *quantum* de energia vital, reanimando o beneficiado. Há ainda outras variedades possíveis, a depender da instrução da equipe espiritual diretora do tratamento bioenergético. No decorrer do procedimento 3A, o outro magnetizador – normalmente, aquele que está atrás – permanece impondo as mãos sobre o bulbo raquidiano do consulente, energizando-o e reequilibrando-o, oferecendo-lhe condições para a máxima absorção energética.

3. Finalizar com leve distribuição da bioenergia, realizando movimento igual ao da fase 1, porém de modo calmo e vagaroso, com novo direcionamento mental. Apenas uma ou duas vezes são suficientes.

Na segunda fase, pode haver prescrição de técnicas concomitantes para o mesmo indivíduo, embora, na maior parte das vezes, não excedam a três, no total. Por exemplo: imposição no coronário, rotatório no esplênico e dispersão no chacra básico.

Ao longo do tratamento bioenergético, a concentração

de todos os envolvidos ergue poderoso campo magnético. Os moduladores ou terapeutas, posicionados no meio do círculo formado pela corrente magnética, canalizam os fluidos da equipe, a fim de se reabastecerem e se sentirem fortalecidos pelo apoio magnético dos demais operadores.

O procedimento 3A atua diretamente sobre os centros motores, cerebrais e nervosos, bem como nas estruturas moleculares do psicossoma e do corpo físico. É um dos métodos que permite a doação de enormes quantidades de ectoplasma para a reorganização da saúde do sujeito em tratamento.

PROCEDIMENTO 3
TIPO B

Quanto ao aspecto puramente técnico, o método é rigorosamente o mesmo do anterior. O enfermo se posiciona no centro da corrente magnética com os dois moduladores ou terapeutas posicionados um à frente e outro atrás. Primeiramente, procede-se à limpeza psíquica, operando os dois terapeutas ao mesmo tempo com movimentos longitudinais, e assim por diante, obedecendo às etapas descritas no item anterior, sempre em conformidade com orientação prévia da equipe extrafísica. Todavia, volta-se agora com mais ênfase para inteligências extrafísicas envolvidas com o consulente, visando à ruptura dos laços energéticos tenazes existentes entre eles.

Caso seja possível, é interessante contar com as observações de alguém especializado na faculdade da vidência, a fim de notar as modificações energéticas e magnéticas ocorridas no panorama extrafísico, bem como intervenções levadas a efeito pela equipe de orientadores dessa dimensão as quais podem se dar no psicossoma, por meio de cirurgia, entre outras possibilidades. Entretanto, deve-se ter cautela para que não se crie dependência desse tipo de relato, pois o grupo de terapeutas não pode abrir mão da autonomia em sua atuação.

Ainda durante o procedimento 3, A ou B, um dos membros da equipe poderá ser encorajado ao desdobramento ou projeção da consciência, a fim de prestar eventuais esclarecimentos ou auxílio direto no processo que ocorre ao mesmo tempo na dimensão extrafísica. Nessa hipótese, é crucial que a pessoa em desdobramento se mantenha afastada da corrente magnética, para se preservar das vibrações relacionadas ao consulente.

Durante o procedimento 3B, pode-se muitas vezes recorrer à formação de campos de força de contenção, com o objetivo de refrear seres extrafísicos de comportamento antiético ou, ainda, os mais diversos especialistas, portadores de viés moral negativo. Há campos de energia projetados por inteligências perversas, como os de natureza dissociativa e aqueles que provocam enfermidades físicas intensas – tais quais o câncer e outras patologias – que geralmente são desarticulados por meio do procedimento 3B. Isso se torna possível porque, durante o processo, imensa cota de ectoplasma é manipulada pelos benfeitores do invisível, que sabem aplicá-la em benefício dos tratamentos em curso. Implantes de aparelhos parasitas, larvas e bactérias presentes no campo áurico da pessoa em tratamento são consumidos devido a sua intervenção, especialmente os que se localizam na periferia do psicossoma.

Nesta etapa, a bioenergia da corrente magnética é totalmente canalizada para o ser extrafísico em desequilíbrio. O chamado agente obsessor recebe um impacto vibratório de altíssima potência, o que desfaz os laços fluídicos resistentes aos métodos anteriores, uma vez que os procedimentos 1 e 2 costumam preceder o 3.

A corrente de apoio deve ser devidamente estruturada para oferecer o suporte necessário aos operadores da bioenergia que atuam junto ao consulente. Não há necessidade do transe psicofônico durante o procedimento da bioenergia; aliás, a presença do consulente pode até tornar inconveniente tal acontecimento.

SUBITEM 10.2

Procedimentos terapêuticos da bioenergia: ilustrações

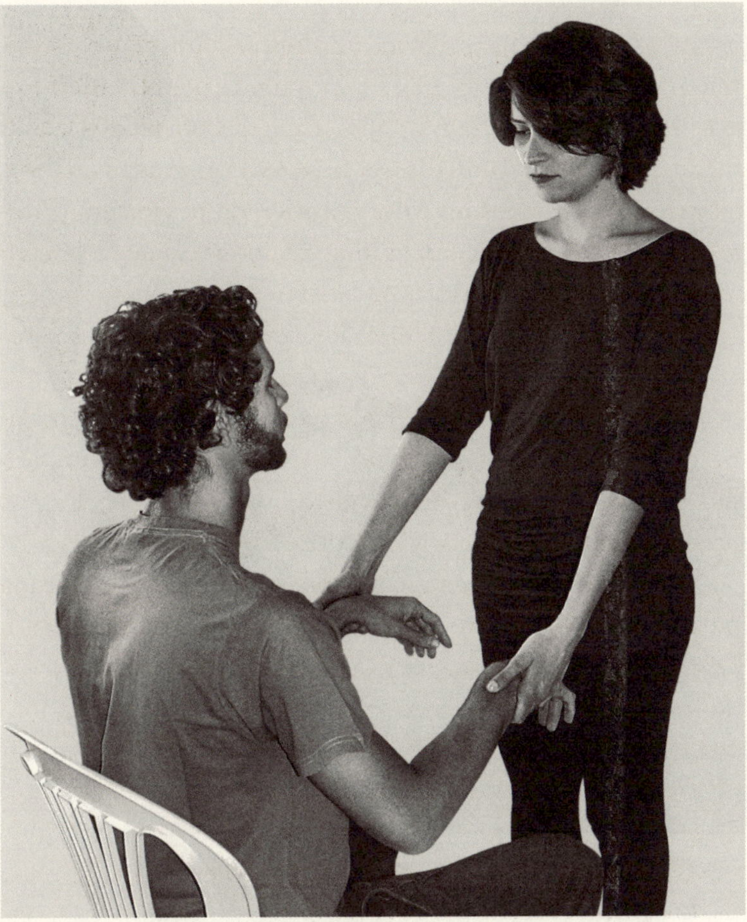

1. *Terapeuta ausculta a pulsação do consulente*

Nos processos de transmissão da bioenergia, é importante que o magnetizador estabeleça sintonia com o consulente. Para facilitar o processo, auscultar a pulsação é o passo inicial. Também é recomendável adequar o ritmo respiratório ao do consulente.

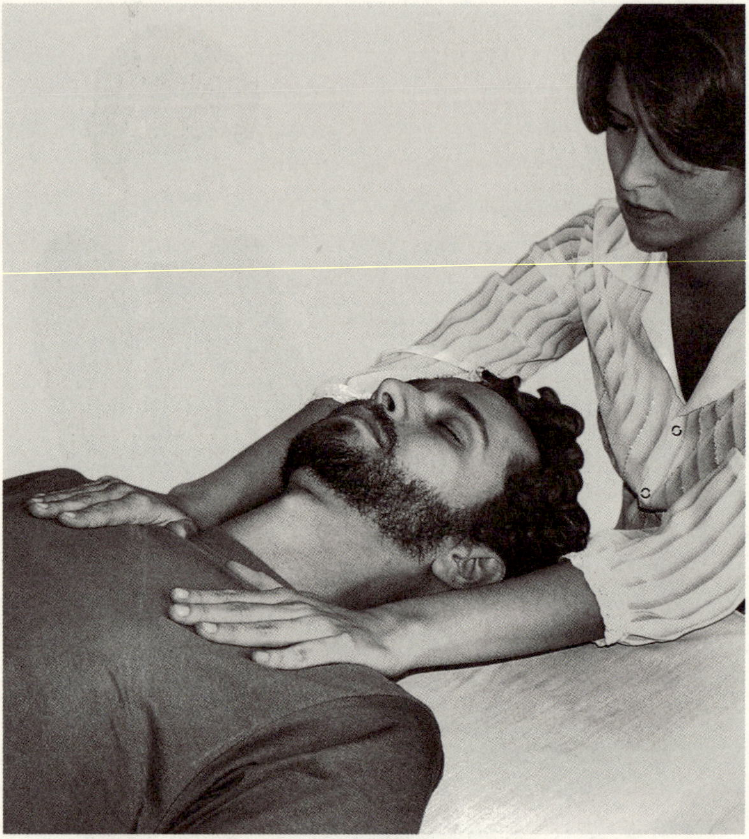

2. *Afinar-se com o consulente*

Atendendo à necessidade de entrar em conexão com o consulente, é útil que o terapeuta procure sentir o ritmo da vida de quem está sob seus cuidados. Tocar levemente o consulente é um método eficaz, pois favorece o entrosamento do ritmo respiratório. Ao harmonizar-se o ritmo entre ambos, a bioenergia flui com mais intensidade.

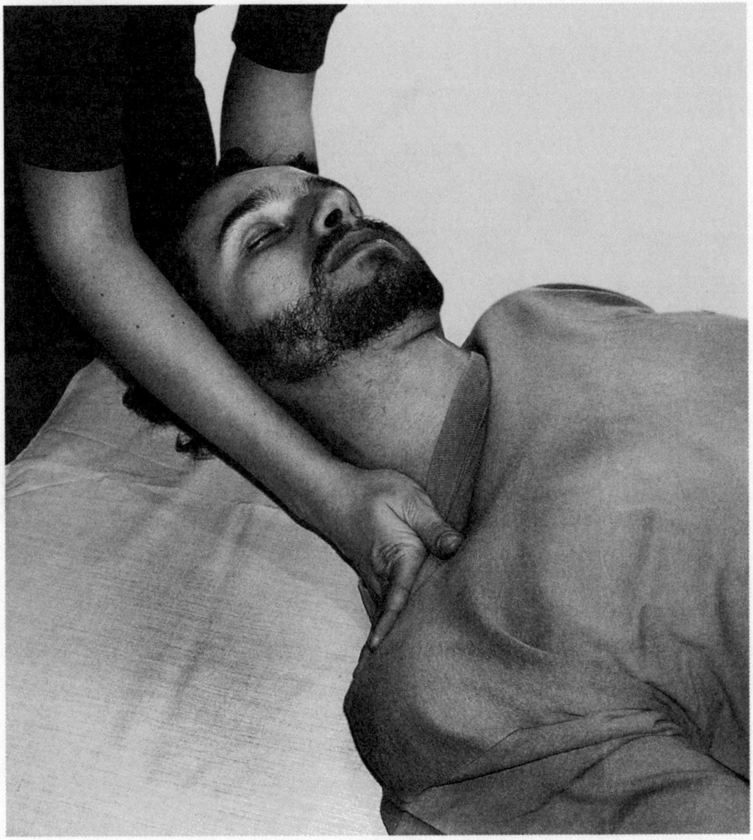

3.1. ENERGIZAÇÃO GERAL

Na fase introdutória, o magnetizador ajuda a desobstruir os canais bioenergéticos bloqueados no consulente, à medida que promove o relaxamento da musculatura do pescoço e dos ombros. Com este movimento, para um lado e depois para outro, estimula-se a circulação da bioenergia, liberando cúmulos indesejáveis.

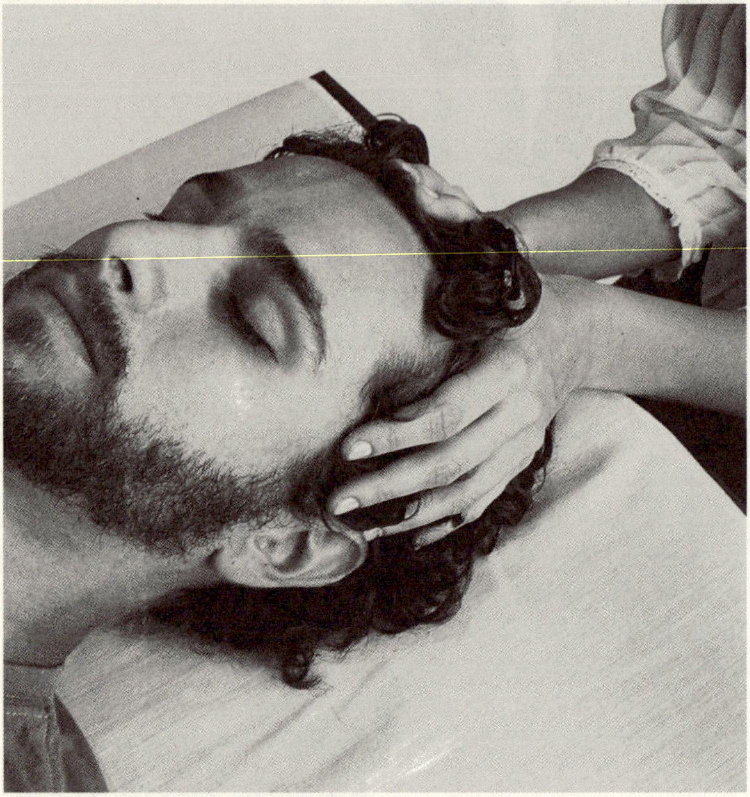

3.2. ENERGIZAÇÃO GERAL

No processo de doação e manipulação energética, é indicado irradiar energia sobre o chacra coronário, localizado na região superior da cabeça. Convergem nele as ramificações nervosas mais importantes do principal plexo nervoso, que leva o mesmo nome. A partir do coronário, a bioenergia flui para os demais chacras e plexos.

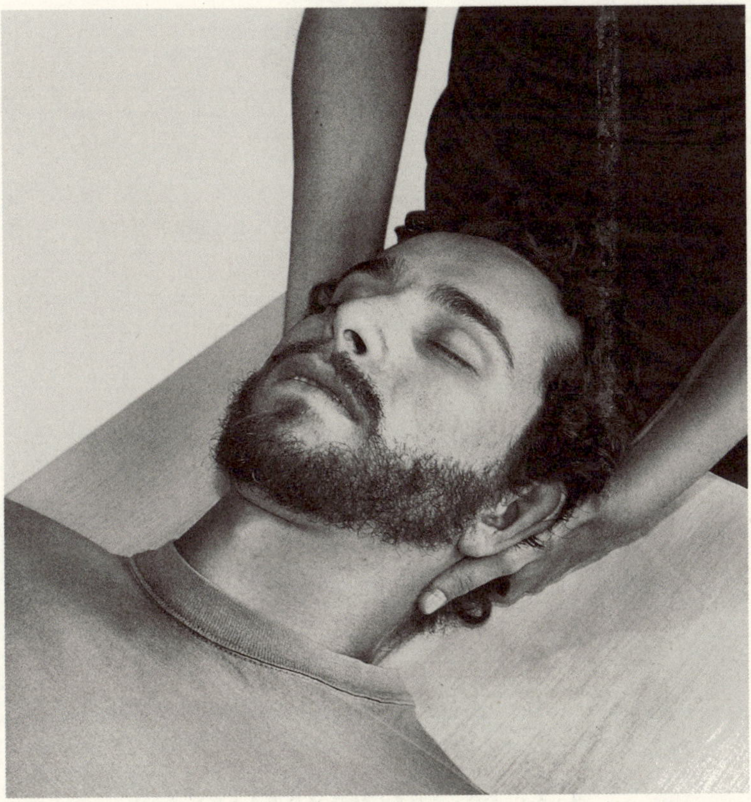

3.3. ENERGIZAÇÃO GERAL

Prosseguimento da etapa anterior. Com as mãos na parte posterior da cabeça, suspendendo-a levemente, o terapeuta fortalece todo o cérebro com emissões biomagnéticas. Esse recurso é necessário para fixar a bioenergia na região do sistema nervoso central, que a distribuirá automaticamente para o restante do organismo.

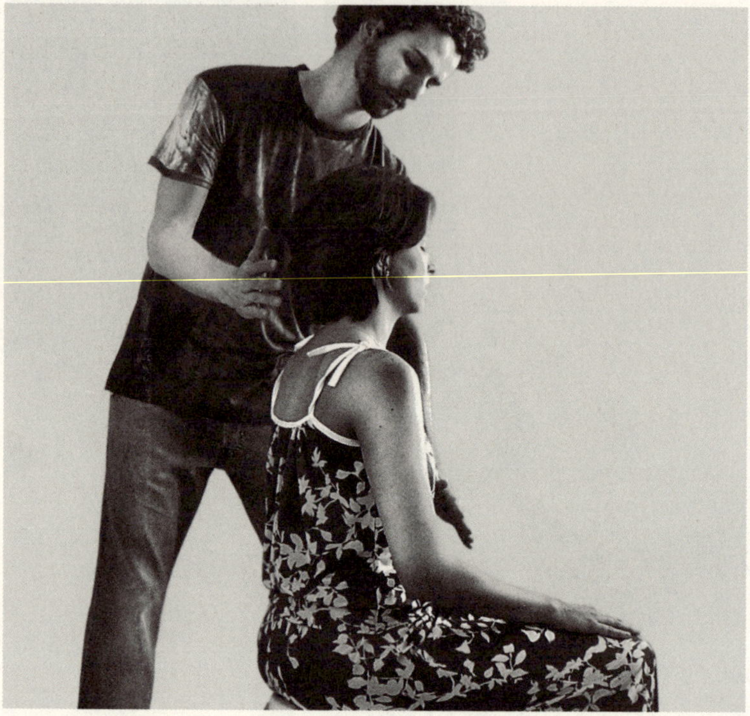

4.1. PASSES MAGNÉTICOS

Procedimento 1 ou 2: fase 2

Procedimento conhecido como passe magnético. Nesta etapa, o terapeuta impõe a mão direita sobre a nuca do consulente, enquanto a esquerda desce sobre a região frontal. Ao mentalizar os fluidos biomagnéticos irradiando de suas mãos durante o procedimento, o terapeuta libera energias densas aderidas ao corpo vital ou duplo etérico do consulente, conforme explicações constantes deste apêndice.

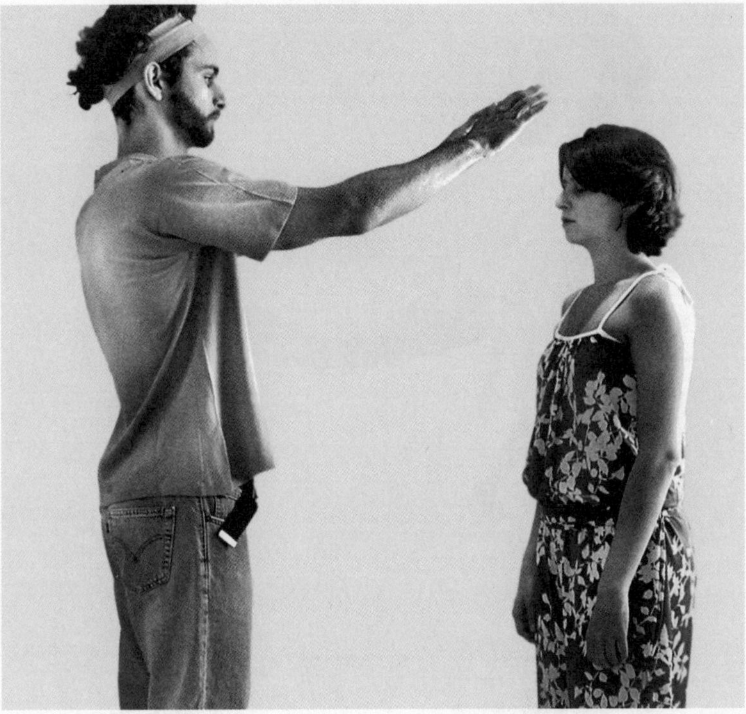

4.2. PASSES MAGNÉTICOS

Passes longitudinais

Esta é uma outra categoria dos passes magnéticos, em que as mãos do terapeuta percorrem toda a extensão do corpo do consulente, sem a necessidade de tocá-lo. Conforme a intensidade e o direcionamento, o passe longitudinal assume a função de dispersar fluidos – quando aplicado rápida e vigorosamente –, ou de concentração energética – se ministrado de forma lenta, mais próximo do consulente.

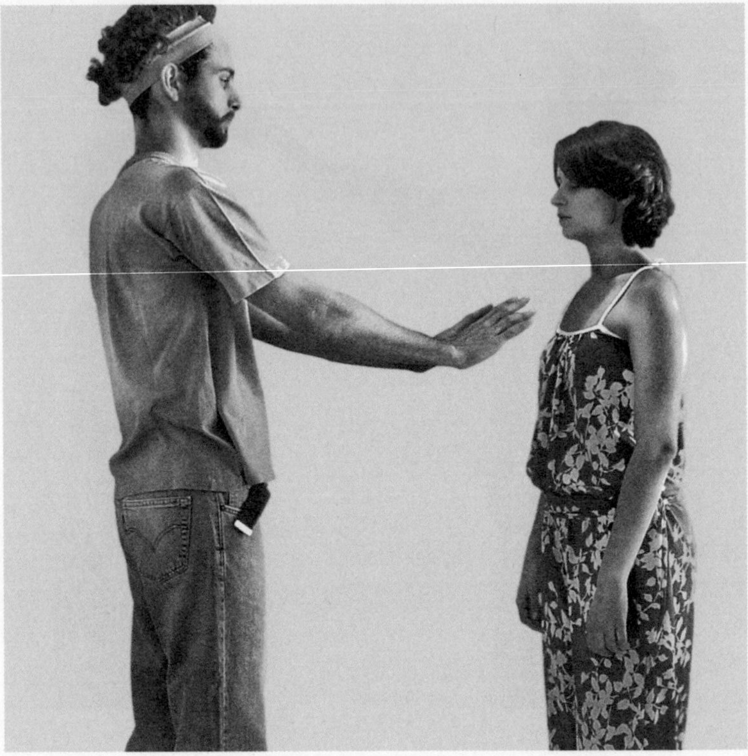

4.3. PASSES MAGNÉTICOS

Ainda no mesmo procedimento, o terapeuta desce os braços lenta ou rapidamente, de acordo com o efeito desejado: dispersão ou concentração de bioenergias. Desde a cabeça do consulente, as mãos passam pelos principais chacras. A mente deve acompanhar os movimentos tanto quanto impulsionar a energia que emana do magnetizador para o consulente. Pouco adianta o movimento sem a indução energética por meio do pensamento disciplinado.

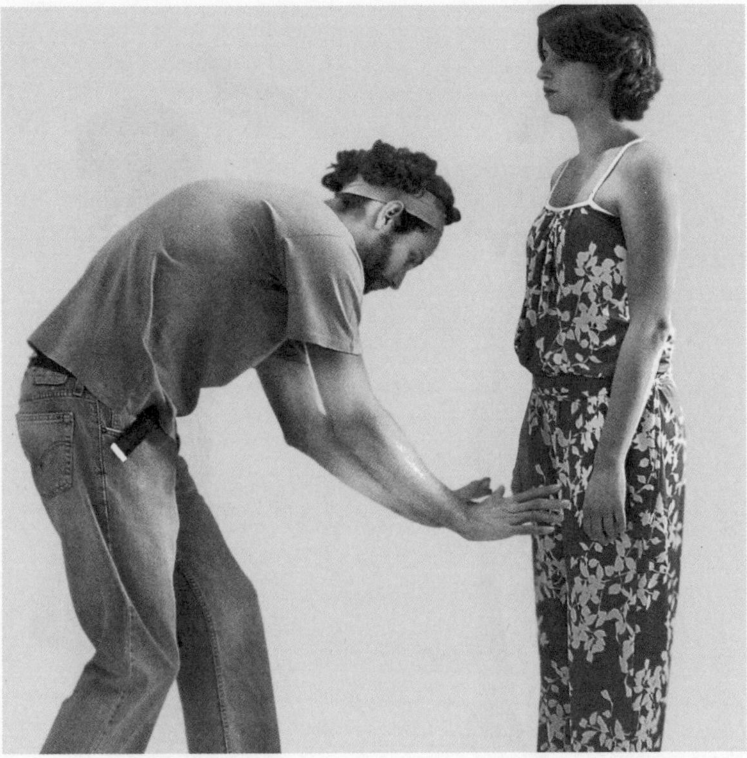

4.4. PASSES MAGNÉTICOS

Este passe magnético pode ser também aplicado com dois operadores ou terapeutas, conforme descrito no Procedimento 3 deste Apêndice. Nesse caso, enquanto um oferece sustentação com as mãos posicionadas sobre a nuca do consulente, sem tocá-la, o outro utiliza a técnica demonstrada nesta série de ilustrações, liberando ou concentrando energias sobre os chacras principais. Com dois operadores os resultados são mais rápidos e intensos.

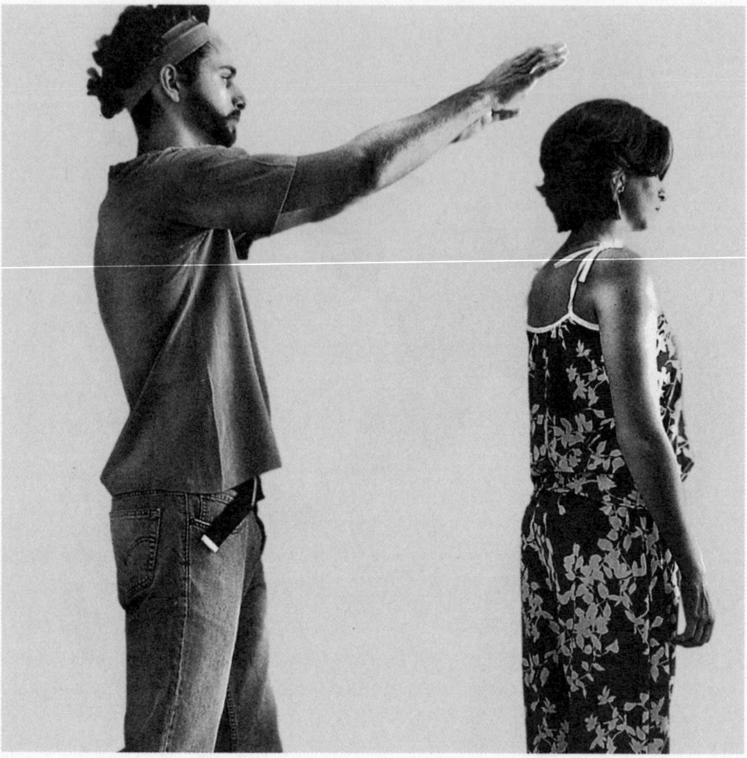

4.5. PASSES MAGNÉTICOS

Ao repetir o procedimento das últimas três imagens nas costas do consulente, o terapeuta age diretamente sobre o sistema nervoso central, que se ramifica ao longo da coluna vertebral. A técnica propicia a liberação de energias densas e de parasitas energéticos aderidos à região, onde se localizam também as raízes dos chacras. Além disso, verifica-se o enfraquecimento ou o rompimento de ligações fluídicas com consciências extrafísicas em desarmonia.

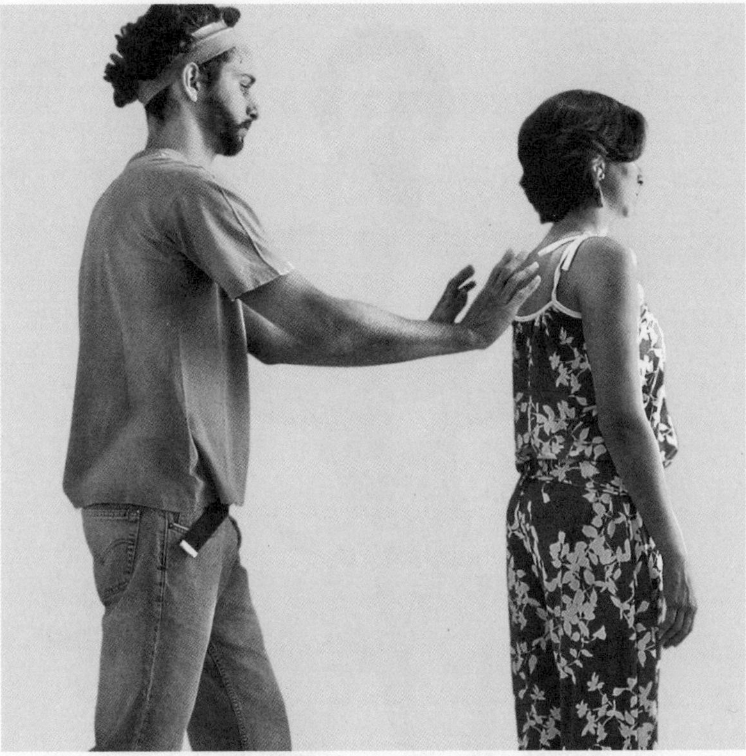

4.6. PASSES MAGNÉTICOS

Para obter efeitos positivos, basta aliar ao movimento a forte mentalização das bioenergias atuando sobre o local. Assim como no Procedimento 3, este passe magnético pode ser complementado com técnicas específicas, conforme a necessidade: passes rotatórios, dispersivos ou de imposição sobre os chacras indicados. As energias transmitidas neste procedimento afetam imediatamente as glândulas ligadas a cada chacra.

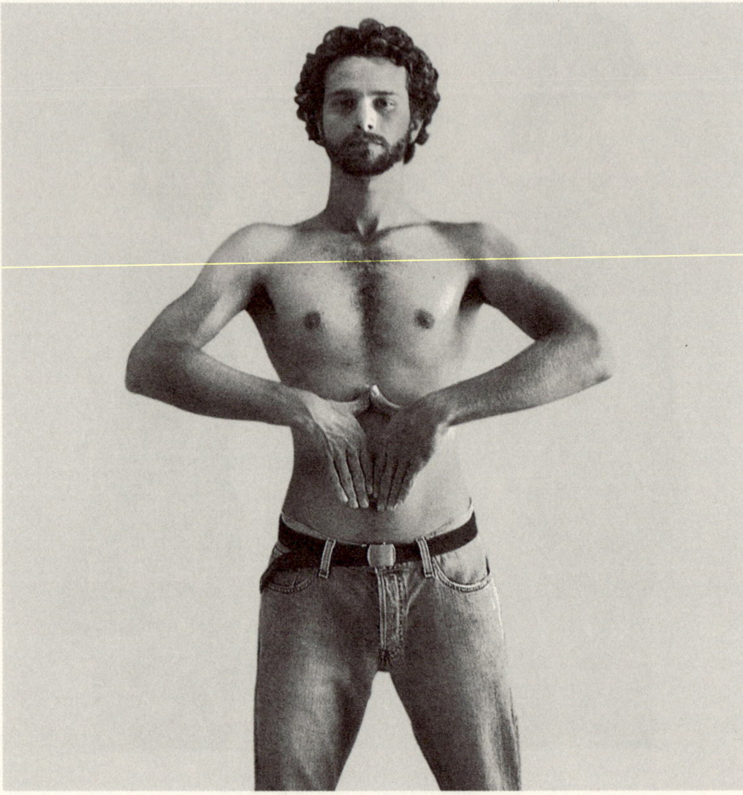

5.1. RESPIRAÇÃO HOLOTRÓPICA

Posição inicial da respiração holotrópica – procedimento recomendado para estimular a livre circulação da bioenergia no organismo. De grande eficácia para o corpo físico tanto quanto para o duplo etérico, dissipa energias densas acumuladas na estrutura energética do indivíduo. Deve-se inspirar lentamente, enquanto erguem-se as mãos, como na figura.

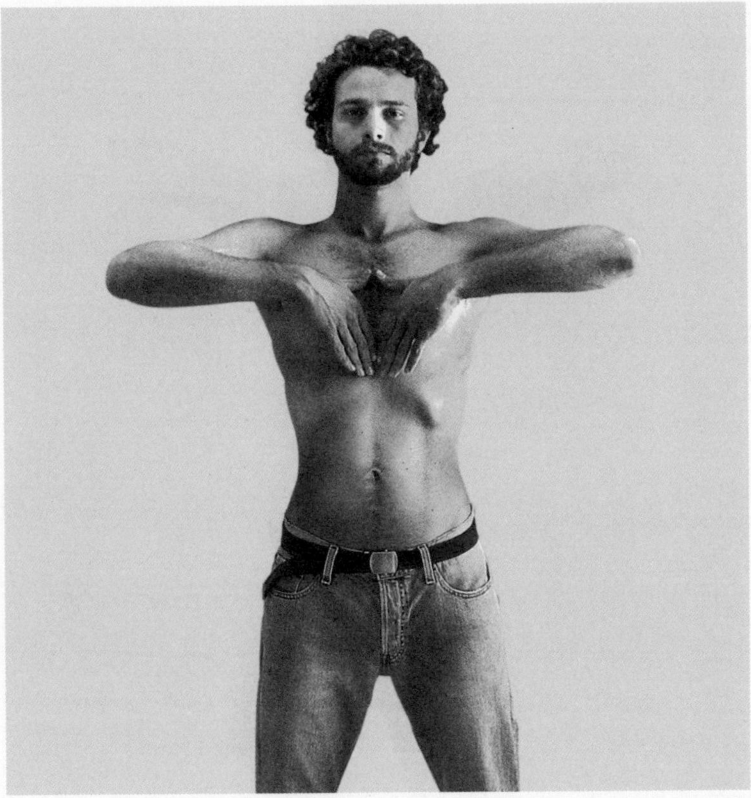

5.2. RESPIRAÇÃO HOLOTRÓPICA

Ao longo desta fase, ainda erguendo as mãos, passa-se pelo centro do corpo. Durante todo o exercício, a respiração deve ser cadenciada, com ritmo, a fim de que a energia cósmica seja bem absorvida e, dessa maneira, possa irrigar o cérebro e levar o fluido vital para cima, em direção ao centro coronário. A respiração é um dos mais importantes meios de abastecimento energético.

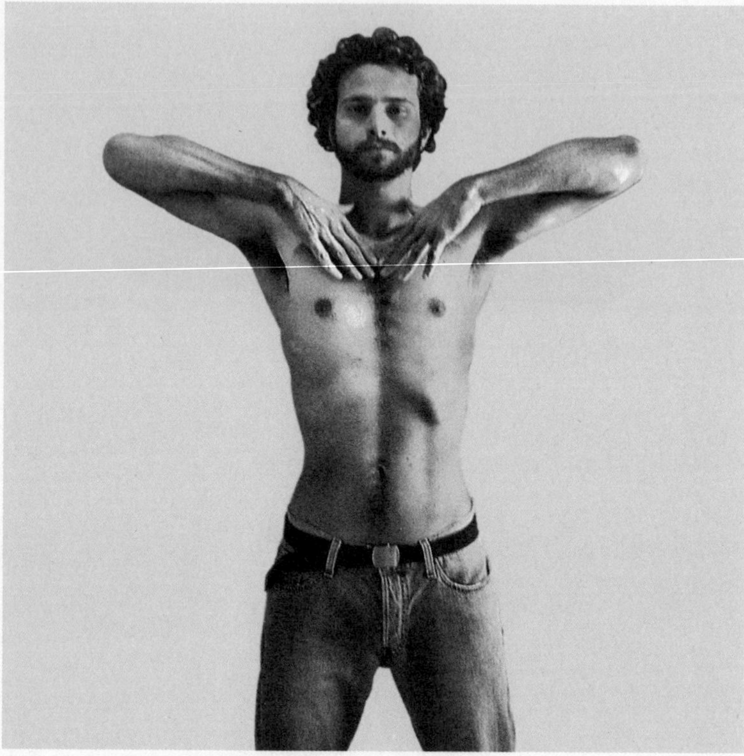

5.3. RESPIRAÇÃO HOLOTRÓPICA

Ao abrir o peito, além do alongamento muscular, estimula-se a abertura dos pulmões, o que é altamente benéfico. Para aumentar a eficácia, recomenda-se realizar a respiração holotrópica com a face voltada para o Sol, absorvendo a vitalidade emanada do astro rei, de preferência, junto à natureza, próximo à vegetação, às águas correntes ou marítimas. Até aqui, os movimentos foram realizados no decurso de uma inspiração profunda.

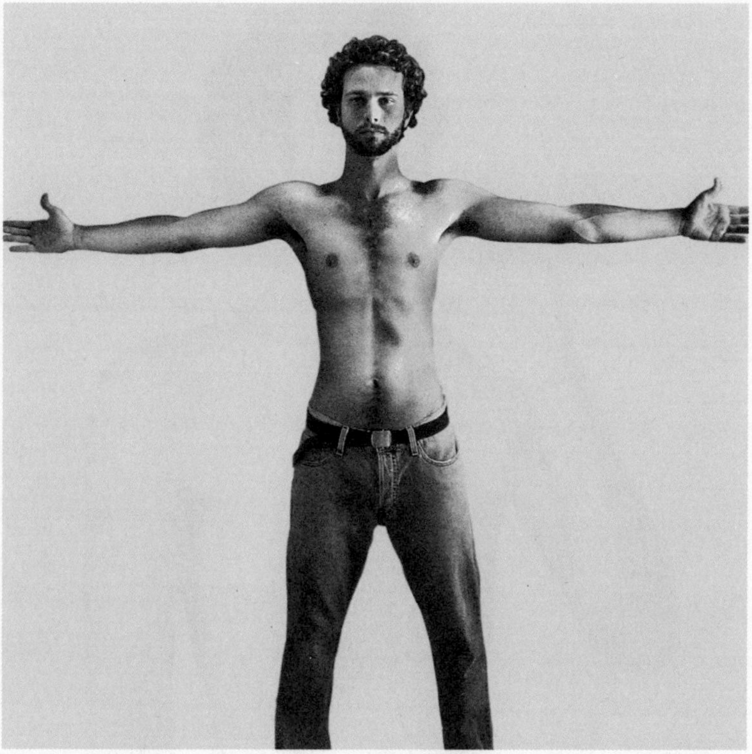

5.4. RESPIRAÇÃO HOLOTRÓPICA

Em seguida, termina-se a primeira etapa da respiração holotrópica com os braços abertos, finalmente expirando o ar. A mente tem um papel fundamental nesta técnica. Durante a expiração, devem-se visualizar energias densas e fluidos pesados desprendendo-se do organismo. Na inspiração seguinte, retoma-se o exercício do início, visualizando-se a inalação de energias salutares. É aconselhável repetir o procedimento de 5 a 7 vezes, consecutivamente.

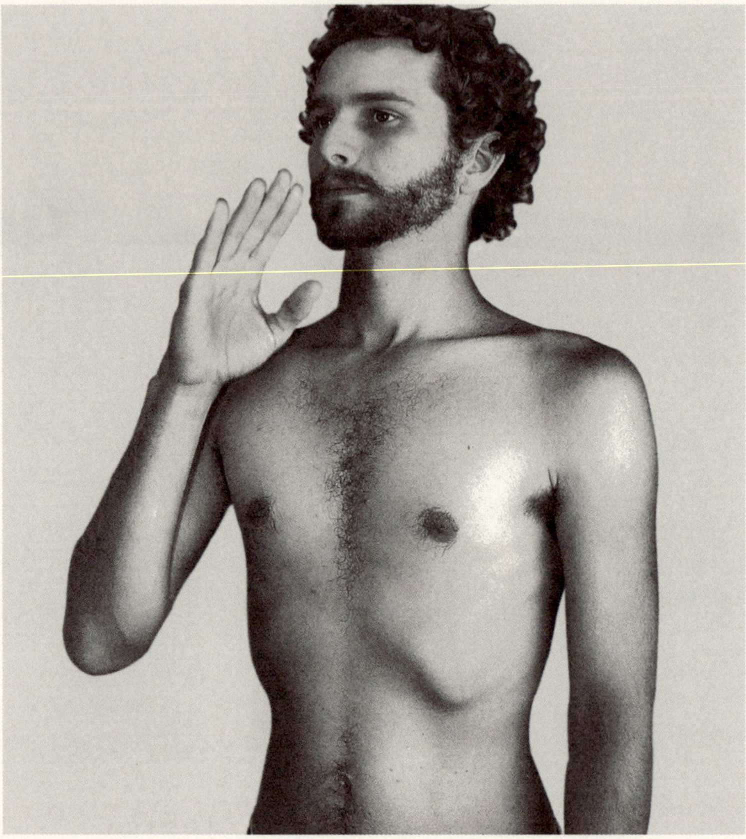

5.5. RESPIRAÇÃO HOLOTRÓPICA

No segundo tempo da respiração holotrópica, o consulente apóia um dedo sobre o nariz, tapando uma das narinas, e inspira, lenta e profundamente, apenas pela outra. É comum sentir-se ligeiramente tonto durante a realização do exercício, devido ao aumento da oxigenação no cérebro.

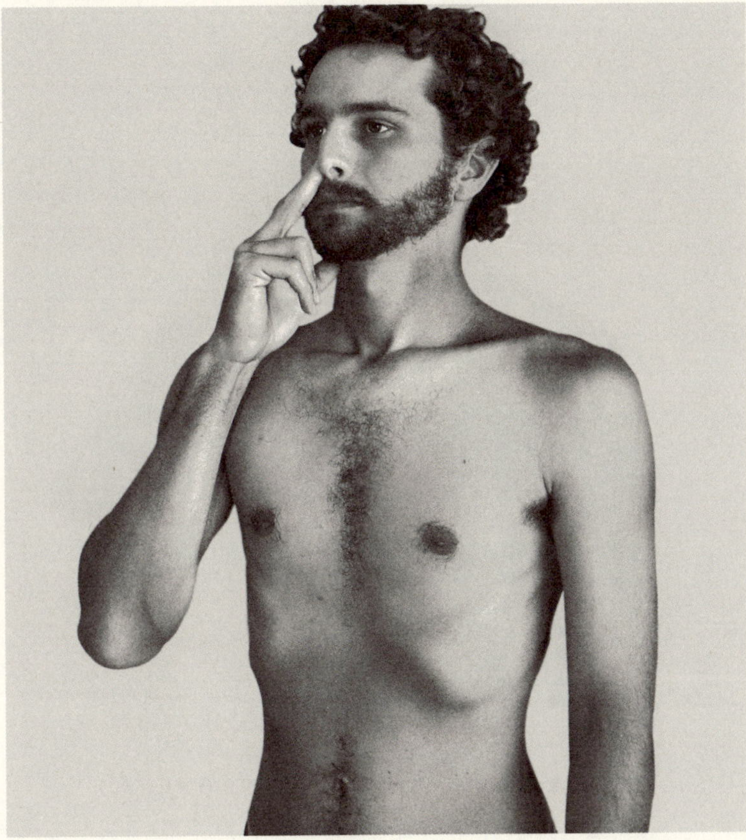

5.6. RESPIRAÇÃO HOLOTRÓPICA

Vale observar aqui as mesmas regras de conduta mental da primeira fase. O consulente deve ser orientado a mentalizar sua saúde enquanto inspira, como também a absorção de recursos da natureza que possam beneficiá-lo na manutenção da vitalidade orgânica.

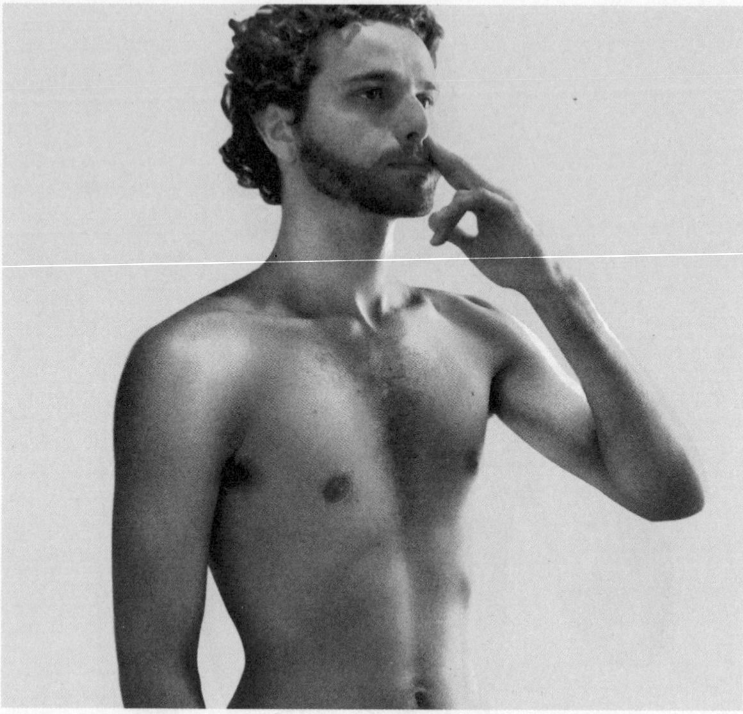

5.7. RESPIRAÇÃO HOLOTRÓPICA

Com os pulmões cheios, fazer o mesmo do lado contrário, alternando as narinas e tapando-a com o dedo correspondente. Expirar, soltando todo o ar dos pulmões, sem mudar o ritmo. Lembre-se de mentalizar a liberação de substâncias tóxicas e nocivas, pois a mente e o pensamento disciplinado são o principal instrumento para a eficácia do exercício. É recomendado fazer 5 ciclos respiratórios inspirando pela esquerda e expirando pela direita, e depois mais 5, de modo inverso.

TITULO	Energia
SUBTÍTULO	As dimensões da bioenergética humana
EDITOR, PREPARAÇÃO DE ORIGINAIS E NOTAS	Leonardo Möller
PROJETO GRÁFICO, EDITORAÇÃO, CAPA E TRATAMENTO DE IMAGENS	Andrei Polessi | Audaz
FOTOS	Mario Almendros
FOTO DO AUTOR / CAPA	Douglas Moreira
MODELOS DAS FOTOS	Anelise Oliveira Maurício Oliveira
REVISÃO	Laura Martins Ary Dourado
IMPRESSÃO E ACABAMENTO	Assahi Gráfica
FORMATO	15,5 X 23 cm
NÚMERO DE PÁGINAS	238
ISBN	978-85-99818-02-2

FSC

A Casa dos Espíritos acredita na importância da edição ecologicamente consciente. Por isso mesmo, só utiliza papéis certificados pela Forest Stewardship Council® para impressão de suas obras. Essa certificação é a garantia de origem de uma matéria-prima florestal proveniente de manejo social, ambiental e economicamente adequado, resultando num papel produzido a partir de fontes responsáveis.

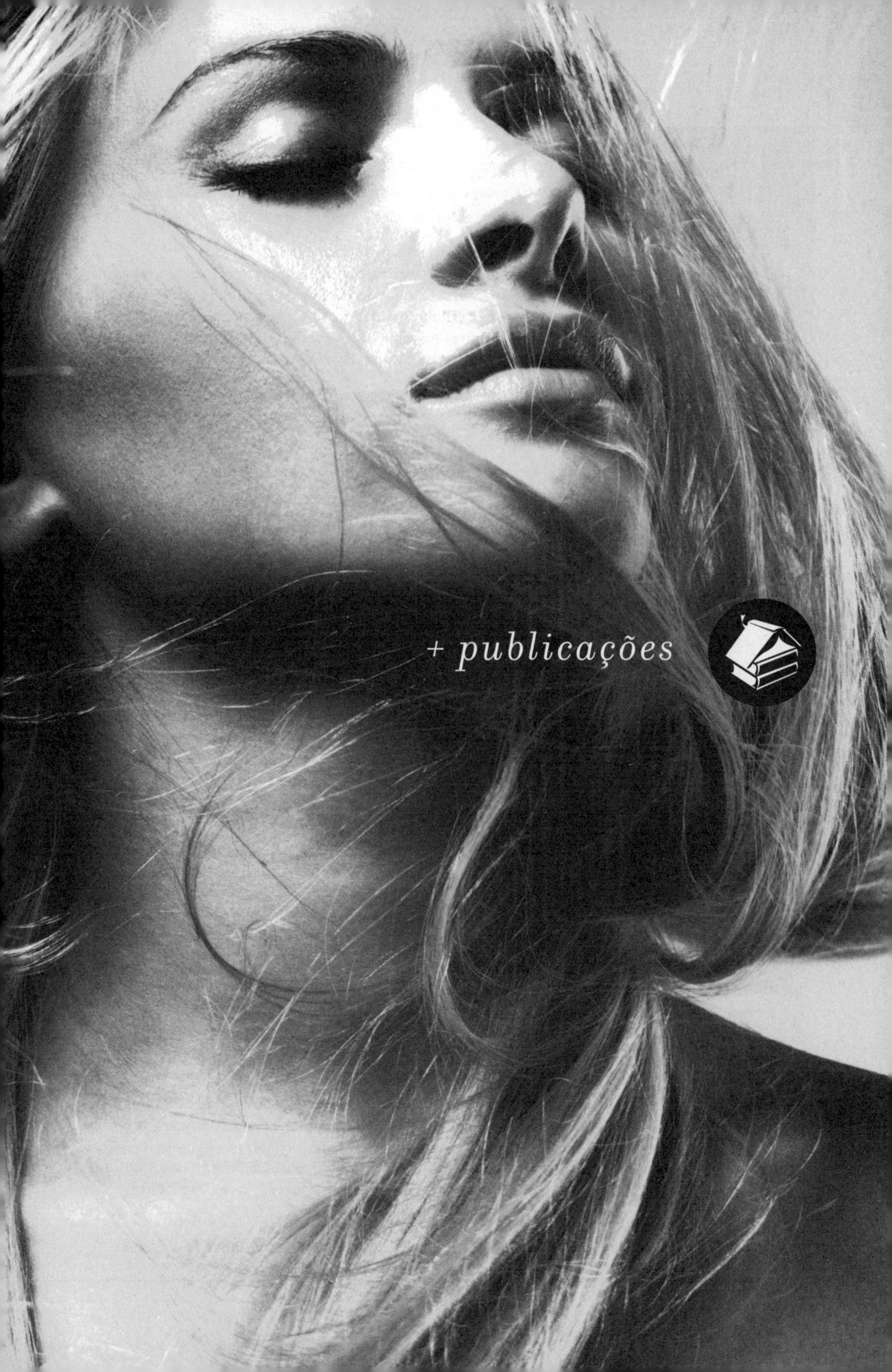
+ publicações

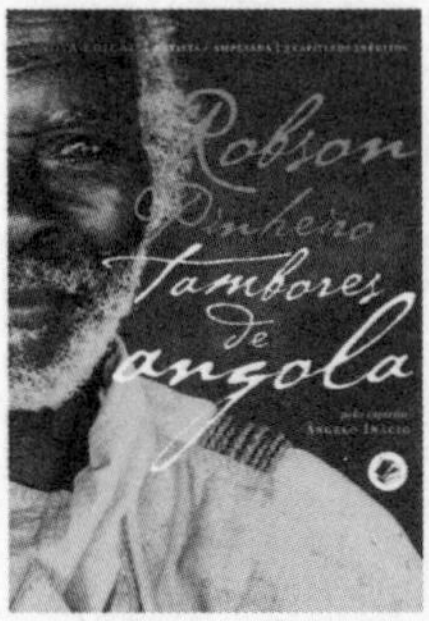

Tambores de Angola | *Coleção Segredos de Aruanda, vol. 1*
edição revista e ampliada | A origem histórica da umbanda e do espiritismo | Robson Pinheiro *pelo espírito Ângelo Inácio*

O trabalho redentor dos espíritos – índios, negros, soldados, médicos – e de médiuns que enfrentam o mal com determinação e coragem. Nesta edição revista e ampliada, 17 anos e quase 200 mil exemplares depois, Ângelo Inácio revela os desdobramentos dessa história em três capítulos inéditos, que guardam novas surpresas àqueles que se deixaram tocar pelas curimbas e pelos cânticos dos pais-velhos e dos caboclos.

ISBN: 978-85-99818-36-7 • ROMANCE MEDIÚNICO • 2015 • 256 PÁGS. • BROCHURA • 16 X 23CM

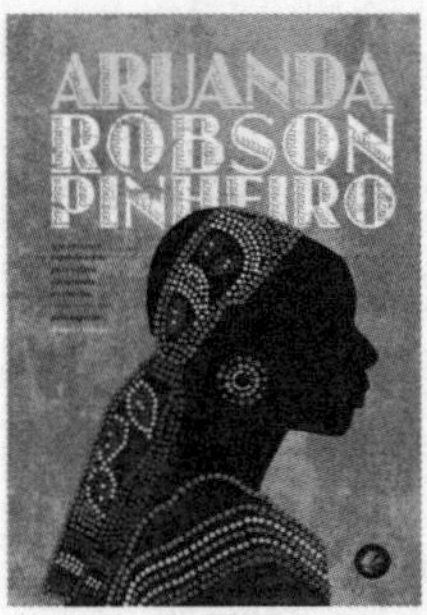

Aruanda | *Coleção Segredos de Aruanda, vol. 2*
Um romance espírita sobre pais-velhos, elementais e caboclos
Robson Pinheiro *pelo espírito Ângelo Inácio*

Por que as figuras do negro e do indígena – pretos-velhos e caboclos –, tão presentes na história brasileira, incitam controvérsia no meio espírita e espiritualista? Compreenda os acontecimentos que deram origem à umbanda, sob a ótica espírita. Conheça a jornada de espíritos superiores para mostrar, acima de tudo, que há uma só bandeira: a do amor e da fraternidade.

ISBN: 978-85-99818-11-4 • ROMANCE MEDIÚNICO • 2004 • 245 PÁGS. • BROCHURA • 16 X 23CM

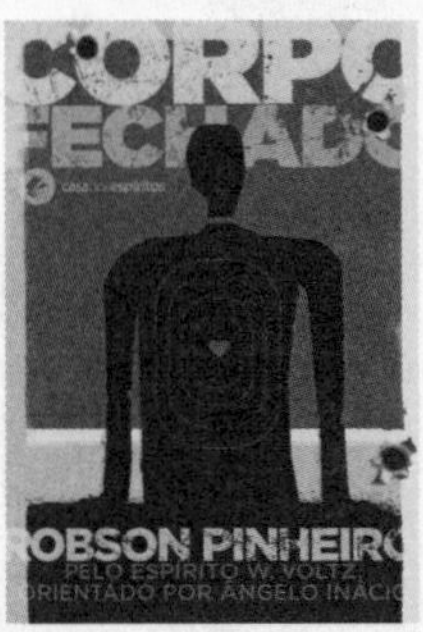

Corpo fechado | *Coleção Segredos de Aruanda, vol. 3*
Robson Pinheiro *pelo espírito W. Voltz, orientado pelo espírito Ângelo Inácio*

Reza forte, espada-de-são-jorge, mandingas e patuás. Onde está a linha divisória entre verdade e fantasia? Campos de força determinam a segurança energética. Ou será a postura íntima? Diante de tantas indagações, crenças e superstições, o espírito Pai João devassa o universo interior dos filhos que o procuram, apresentando casos que mostram incoerências na busca por proteção espiritual.

ISBN: 978-85-87781-34-5 • ROMANCE MEDIÚNICO • 2009 • 303 PÁGS. • BROCHURA • 16 X 23CM

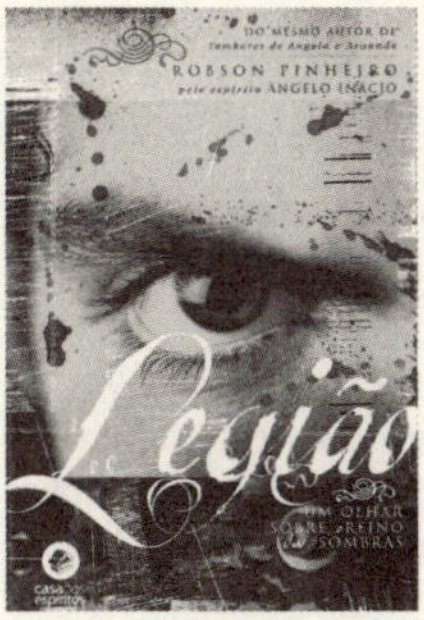

Legião | *Trilogia O Reino das Sombras, vol. 1*
Um olhar sobre o reino das sombras
Robson Pinheiro *pelo espírito Ângelo Inácio*

Veja de perto as atividades dos representantes das trevas, visitando as regiões subcrustais na companhia do autor espiritual. Sob o comando dos dragões, espíritos milenares e voltados para o mal, magos negros desenvolvem sua atividade febril, organizando investidas contra as obras da humanidade. Saiba como os enfrentam esses e outros personagens reais e ativos no mundo astral.

ISBN: 978-85-99818-19-0 • ROMANCE MEDIÚNICO • 2006 • 502 PÁGS. • BROCHURA • 14 X 21CM

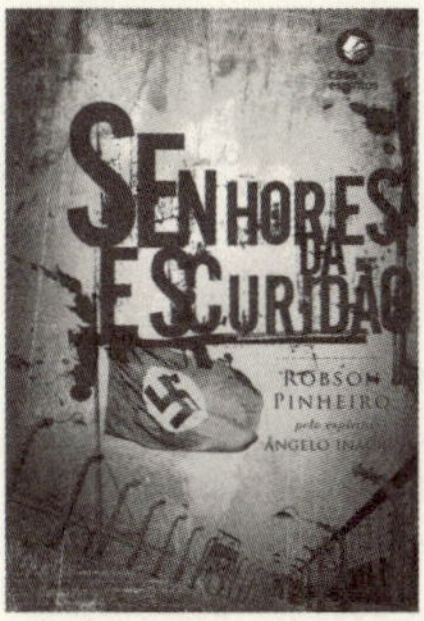

Senhores da escuridão | *Trilogia O Reino das Sombras, vol. 2*
Robson Pinheiro *pelo espírito Ângelo Inácio*

Das profundezas extrafísicas, surge um sistema de vida que se opõe às obras da civilização e à política do Cordeiro. Cientistas das sombras querem promover o caos social e ecológico para, em meio às guerras e à poluição, criar condições de os senhores da escuridão emergirem da subcrosta e conduzirem o destino das nações. Os guardiões têm de impedi-los, mas não sem antes investigar sua estratégia.

ISBN: 978-85-87781-31-4 • ROMANCE MEDIÚNICO • 2008 • 676 PÁGS. • BROCHURA • 14 X 21CM

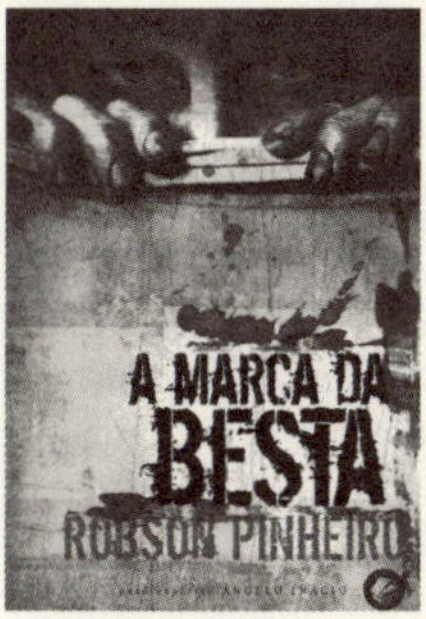

A marca da besta | *Trilogia O Reino das Sombras, vol. 3*
Robson Pinheiro *pelo espírito Ângelo Inácio*

Se você tem coragem, olhe ao redor: chegaram os tempos do fim. Não o famigerado fim do mundo, mas o fim de um tempo – para os dragões, para o império da maldade. E o início de outro, para construir a fraternidade e a ética. Um romance, um testemunho de fé, que revela a força dos guardiões, emissários do Cordeiro que detêm a propagação do mal. Quer se juntar a esse exército? A batalha já começou.

ISBN: 978-85-99818-08-4 • ROMANCE MEDIÚNICO • 2010 • 640 PÁGS. • BROCHURA • 14 X 21CM

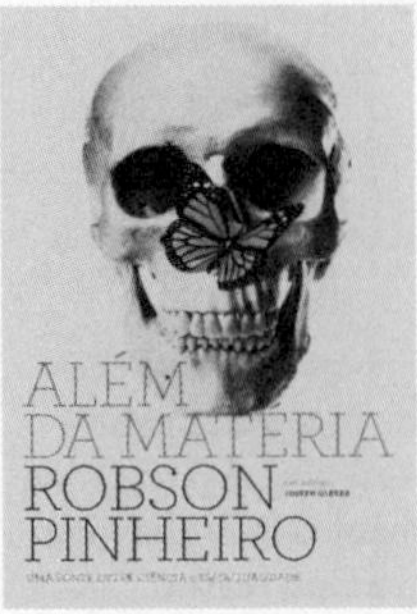

Além da matéria

Uma ponte entre ciência e espiritualidade

Robson Pinheiro *pelo espírito Joseph Gleber*

Exercitar a mente, alimentar a alma. *Além da matéria* é uma obra que une o conhecimento espírita à ciência contemporânea. Um tratado sobre a influência dos estados energéticos em seu bem-estar, que lhe trará maior entendimento sobre sua própria saúde. Físico nuclear e médico que viveu na Alemanha, o espírito Joseph Gleber apresenta mais uma fonte de autoconhecimento e reflexão.

ISBN: 978-85-99818-13-8 • SAÚDE E MEDIUNIDADE • 2003/2011 • 320 PÁGS. • BROCHURA • 16 X 23CM

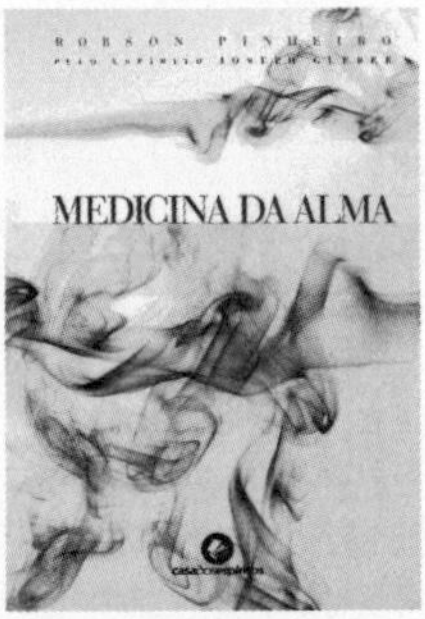

Medicina da alma

Saúde e medicina na visão espírita

Robson Pinheiro *pelo espírito Joseph Gleber*

Com a experiência de quem foi físico nuclear e médico, o espírito Joseph Gleber, desencarnado no Holocausto e hoje atuante no espiritismo brasileiro, disserta sobre a saúde segundo o paradigma holístico, enfocando o ser humano na sua integralidade. Edição revista e ampliada, totalmente em cores, com ilustrações inéditas, em comemoração aos 150 anos do espiritismo [1857-2007].

ISBN: 978-85-87781-25-3 • SAÚDE E MEDIUNIDADE • 1997 • 254 PÁGS. • CAPA DURA E EM CORES • 17 X 24CM

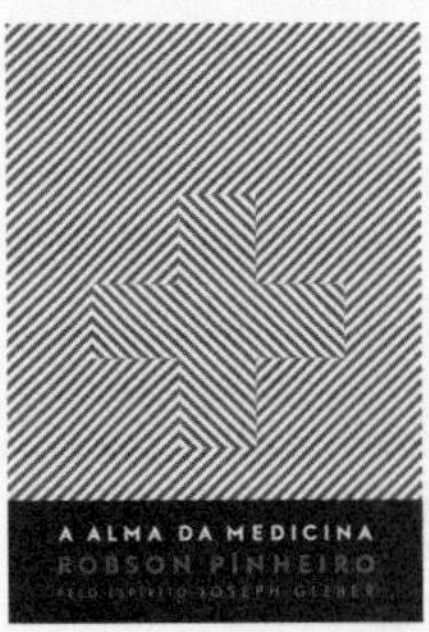

A alma da medicina

Robson Pinheiro *pelo espírito Joseph Gleber*

Com a autoridade de um físico nuclear que resolve aprender medicina apenas para se dedicar ao cuidado voluntário dos judeus pobres na Alemanha do conturbado período entre guerras, o espírito Joseph Gleber não deixa espaço para acomodação. Saúde e doença, vida e morte, compreensão e exigência, sensibilidade e firmeza são experiências humanas cujo significado clama por revisão.

ISBN: 978-85-99818-32-9 • SAÚDE E MEDIUNIDADE • 2014 • 416 PÁGS. • BROCHURA • 16 X 23CM

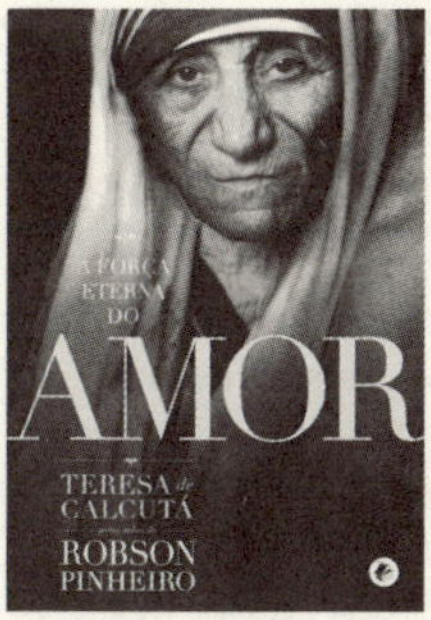

A FORÇA ETERNA DO AMOR
ROBSON PINHEIRO *pelo espírito Teresa de Calcutá*

"O senhor não daria banho em um leproso nem por um milhão de dólares? Eu também não. Só por amor se pode dar banho em um leproso". Cidadã do mundo, grande missionária, Nobel da Paz, figura inspiradora e controvertida. Desconcertante, veraz, emocionante: esta é Teresa. Se você a conhece, vai gostar de saber o que pensa; se ainda não, prepare-se, pois vai se apaixonar. Pela vida.

ISBN: 978-85-87781-38-3 • AUTOCONHECIMENTO • 2009 • 318 PÁGS. • BROCHURA • 16 X 23CM

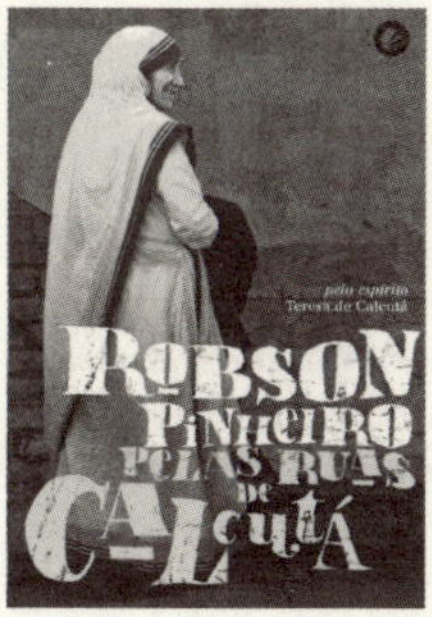

PELAS RUAS DE CALCUTÁ
ROBSON PINHEIRO *pelo espírito Teresa de Calcutá*

"Não são palavras delicadas nem, tampouco, a repetição daquilo que você deseja ouvir. Falo para incomodar". E é assim, presumindo inteligência no leitor, mas também acomodação, que Teresa retoma o jeito contundente e controvertido e não poupa a prática cristã de ninguém, nem a dela. Duvido que você possa terminar a leitura de *Pelas ruas de Calcutá* e permanecer o mesmo.

ISBN: 978-85-99818-23-7 • AUTOCONHECIMENTO • 2012 • 368 PÁGS. • BROCHURA • 16 X 23CM

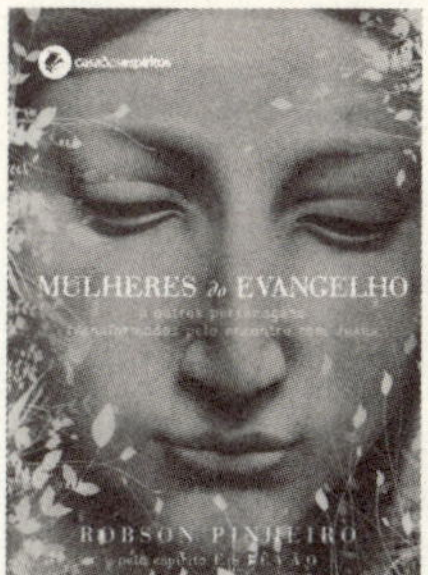

MULHERES DO EVANGELHO
E OUTROS PERSONAGENS TRANSFORMADOS PELO ENCONTRO COM JESUS
ROBSON PINHEIRO *pelo espírito Estêvão*

A saga daqueles que tiveram suas vidas transformadas pelo encontro com Jesus, contadas por quem viveu na Judeia dos tempos do Mestre. O espírito Estêvão revela detalhes de diversas histórias do Evangelho, narrando o antes, o depois e o que mais o texto bíblico omitiu a respeito da vida de personagens que cruzaram os caminhos do Rabi da Galileia.

ISBN: 978-85-87781-17-8 • JESUS E O EVANGELHO • 2005 • 208 PÁGS. • BROCHURA • 14 X 21CM

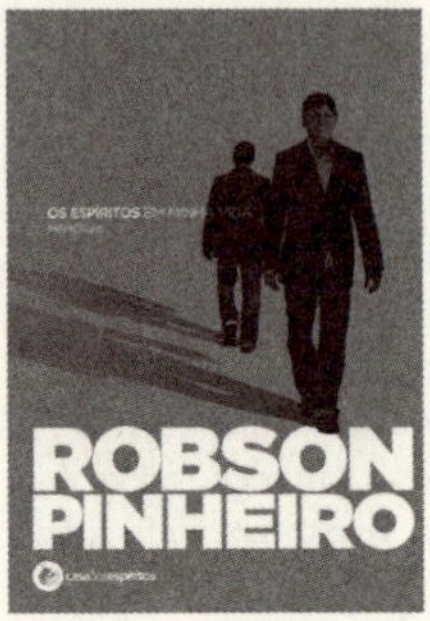

Os espíritos em minha vida
Robson Pinheiro *editado por Leonardo Möller*

Relacionar-se com os espíritos. Isso é mediunidade, muito mais do que simples fenômenos. A trajetória de um médium e sua sintonia com os Imortais. As histórias, as experiências e os espíritos na vida de Robson Pinheiro. Inclui CD: os espíritos falam na voz de Robson Pinheiro: Joseph Gleber, José Grosso, Palminha, Pai João de Aruanda, Zezinho e Exu Veludo.

ISBN: 978-85-87781-32-1 • MEMÓRIAS • 2008 • 380 PÁGS. • BROCHURA • 16 X 23CM

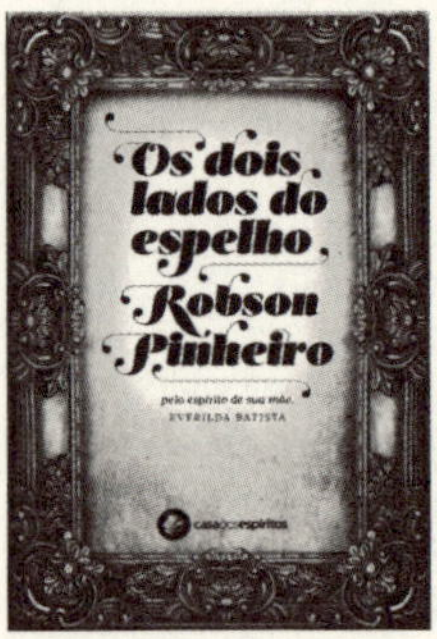

Os dois lados do espelho
Robson Pinheiro *pelo espírito de sua mãe Everilda Batista*

Às vezes, o contrário pode ser certo. Questione, duvide, reflita. Amplie a visão sobre a vida e sobre sua evolução espiritual. Aceite enganos, trabalhe fraquezas. Não desvie o olhar de si mesmo. Descubra seu verdadeiro reflexo, dos dois lados do espelho. Everilda Batista, pelas mãos de seu filho Robson Pinheiro. Lições da mãe e da mulher, do espírito e da serva do Senhor. Uma amiga, uma professora nos dá as mãos e nos convida a pensar.

ISBN: 978-85-99818-22-0 • AUTOCONHECIMENTO • 2004/2012 • 208 PÁGS. • BROCHURA • 16 X 23CM

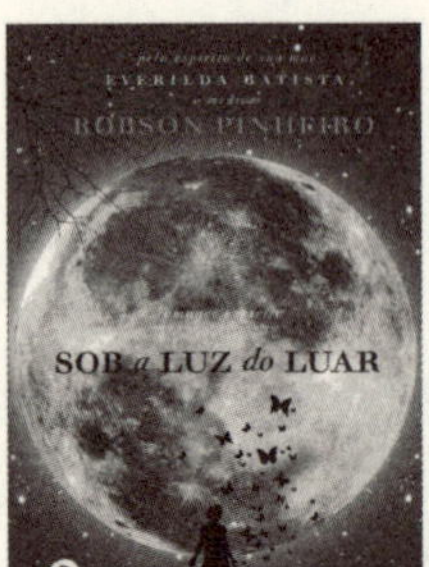

Sob a luz do luar
Uma mãe numa jornada pelo mundo espiritual
Robson Pinheiro *pelo espírito de sua mãe Everilda Batista*

Um clássico reeditado, agora em nova edição revista. Assim como a Lua, Everilda Batista ilumina as noites em ajuda às almas necessitadas e em desalento. Participando de caravanas espirituais de auxílio, mostra que o aprendizado é contínuo, mesmo depois desta vida. Ensina que amar e servir são, em si, as maiores recompensas da alma. E que isso é a verdadeira evolução.

ISBN: 978-85-87781-35-2 • ROMANCE MEDIÚNICO • 1998 • 264 PÁGS. • BROCHURA • 14 X 21CM

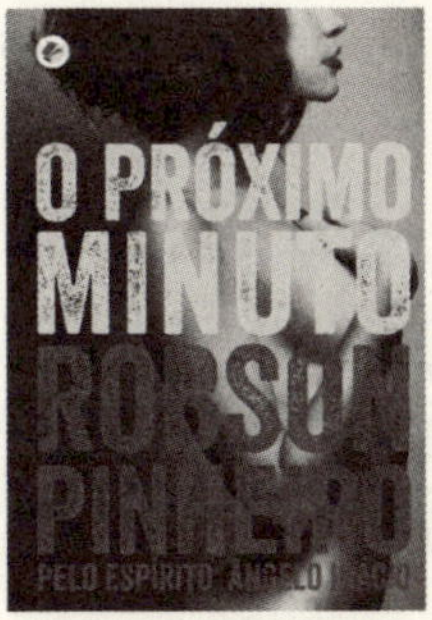

O próximo minuto
Robson Pinheiro *pelo espírito Ângelo Inácio*

Um grito em favor da liberdade, um convite a rever valores, a assumir um ponto de vista diferente, sem preconceitos nem imposições, sobretudo em matéria de sexualidade. Este é um livro dirigido a todos os gêneros. Principalmente àqueles que estão preparados para ver espiritualidade em todo comportamento humano. É um livro escrito com coração, sensibilidade, respeito e cor. Com todas as cores do arco-íris.

ISBN: 978-85-99818-24-4 • ROMANCE MEDIÚNICO • 2012 • 473 PÁGS. • BROCHURA • 16 X 23CM

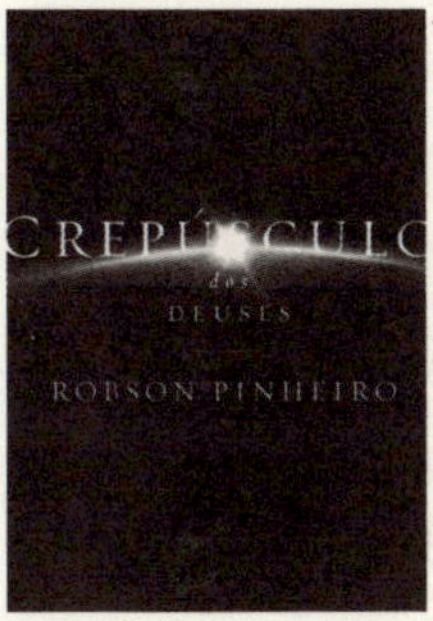

Crepúsculo dos deuses
Um romance histórico sobre a vinda
dos habitantes de Capela para a Terra
Robson Pinheiro *pelo espírito Ângelo Inácio*

Extraterrestres em visita à Terra e a vida dos habitantes de Capela ontem e hoje. A origem dos dragões – espíritos milenares devotados ao mal –, que guarda ligação com acontecimentos que se perdem na eternidade. Um romance histórico que mistura cia, fbi, ações terroristas e lhe coloca frente a frente com o iminente êxodo planetário: o juízo já começou.

ISBN: 978-85-99818-09-1 • ROMANCE MEDIÚNICO • 2002 • 403 PÁGS. • BROCHURA • 16 X 23CM

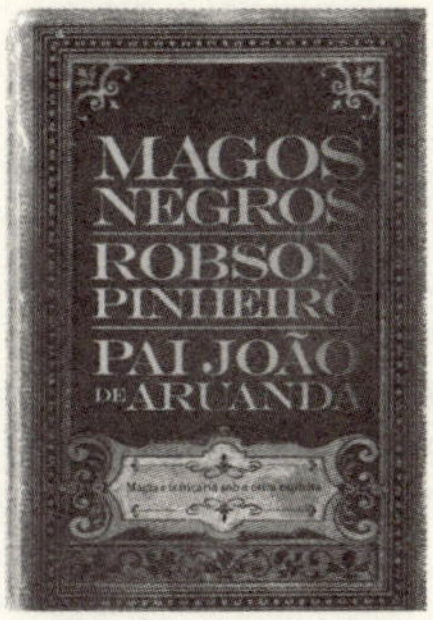

Magos negros
Magia e feitiçaria sob a ótica espírita
Robson Pinheiro *pelo espírito Pai João de Aruanda*

O Evangelho conta que Jesus amaldiçoou uma figueira, que dias depois secou até a raiz. Por qual razão a personificação do amor teria feito isso? Você acredita em feitiçaria? – eis a pergunta comum. Mas será a pergunta certa? Pai João de Aruanda, pai-velho, ex-escravo e líder de terreiro, desvenda os mistérios da feitiçaria e da magia negra, do ponto de vista espírita.

ISBN: 978-85-99818-10-7 • AUTOCONHECIMENTO • 2011 • 394 PÁGS. • CAPA DURA • 16 X 23CM

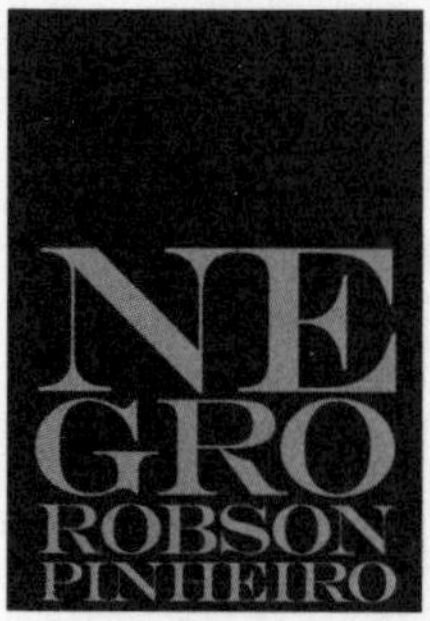

Negro

Robson Pinheiro *pelo espírito Pai João de Aruanda*

A mesma palavra para duas realidades diferentes. Negro. De um lado, a escuridão, a negação da luz e até o estigma racial. De outro, o gingado, o saber de um povo, a riqueza de uma cultura e a história de uma gente. Em Pai João, a sabedoria é negra, porque nascida do cativeiro; a alma é negra, porque humana – mistura de bem e mal. As palavras e as lições de um negro-velho, em branco e preto.

ISBN: 978-85-99818-14-5 • AUTOCONHECIMENTO • 2011 • 256 PÁGS. • CAPA DURA • 16 X 23CM

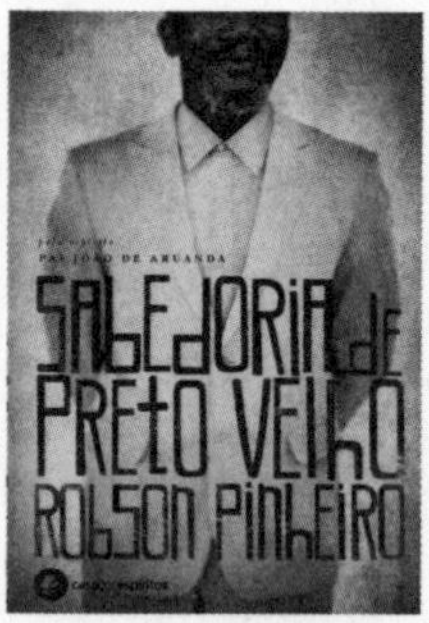

Sabedoria de preto-velho

Reflexões para a libertação da consciência

Robson Pinheiro *pelo espírito Pai João de Aruanda*

Ainda se escutam os tambores ecoando em sua alma; ainda se notam as marcas das correntes em seus punhos. Sinais de sabedoria de quem soube aproveitar as lições do cativeiro e elevar-se nas asas da fé e da esperança. Pensamentos, estórias, cantigas e conselhos na palavra simples de um pai-velho. Experimente sabedoria, experimente Pai João de Aruanda.

ISBN: 978-85-99818-05-3 • AUTOCONHECIMENTO • 2003 • 187 PÁGS. • BROCHURA COM ACABAMENTO EM ACETATO • 16 X 23CM

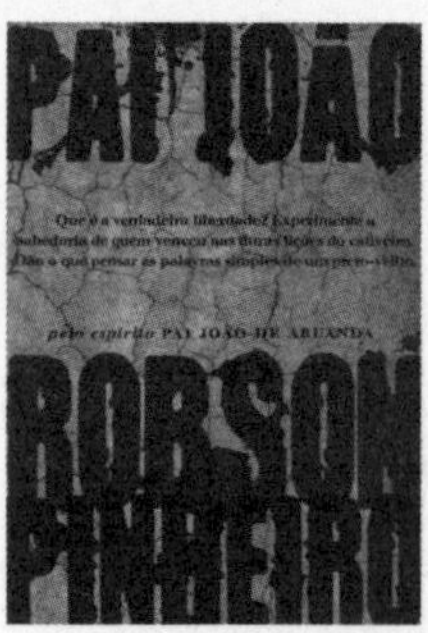

Pai João

Libertação do cativeiro da alma

Robson Pinheiro *pelo espírito Pai João de Aruanda*

Estamos preparados para abraçar o diferente? Qual a sua disposição real para escolher a companhia daquele que não comunga os mesmos ideais que você e com ele desenvolver uma relação proveitosa e pacífica? Se sente a necessidade de empreender tais mudanças, matricule-se na escola de Pai João. E venha aprender a verdadeira fraternidade. Dão o que pensar as palavras simples de um preto-velho.

ISBN: 978-85-87781-37-6 • AUTOCONHECIMENTO • 2005 • 256 PÁGS. • BROCHURA COM CAIXA • 16 X 23CM

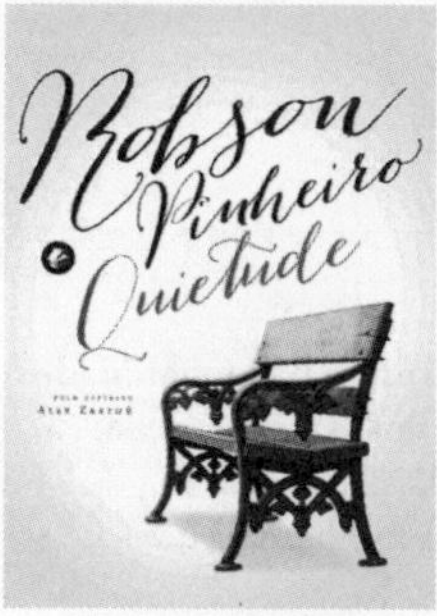

Quietude
Robson Pinheiro *pelo espírito Alex Zarthú*

Faça as pazes com as próprias emoções.
Com essa proposta ao mesmo tempo tão singela e tão abrangente, Zarthú convida à quietude. Lutar com os fantasmas da alma não é tarefa simples, mas as armas a que nos orienta a recorrer são eficazes. Que tal fazer as pazes com a luta e aquietar-se?

ISBN: 978-85-99818-31-2 • AUTOCONHECIMENTO • 2014 • 192 PÁGS. • CAPA FLEXÍVEL • 17 x 24CM

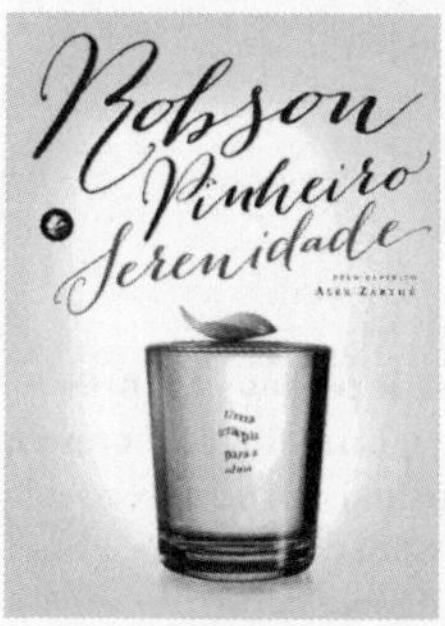

Serenidade
Robson Pinheiro *pelo espírito Alex Zarthú*

Já se disse que a elevação de um espírito se percebe no pouco que fala e no quanto diz. Se é assim, Zarthú é capaz de pôr em xeque nossa visão de mundo sem confrontá-la; consegue despertar a reflexão e a mudança em poucos e leves parágrafos, em uma ou duas páginas. Venha conquistar a serenidade.

ISBN: 978-85-99818-27-5 • AUTOCONHECIMENTO • 1999/2013 • 176 PÁGS. • BROCHURA • 17 x 24CM

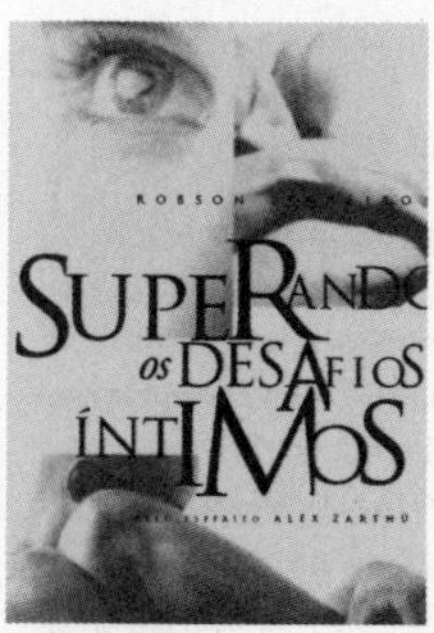

Superando os desafios íntimos
A necessidade de transformação interior
Robson Pinheiro *pelo espírito Alex Zarthú*

No corre-corre das cidades, a angústia e a ansiedade tornaram-se tão comuns que parecem normais, como se fossem parte da vida humana na era da informação; quem sabe um preço a pagar pelas comodidades que os antigos não tinham?
A serenidade e o equilíbrio das emoções são artigos de luxo, que pertencem ao passado. Essa é a realidade que temos de engolir? É hora de superar desafios íntimos.

ISBN: 978-85-87781-24-6 • AUTOCONHECIMENTO • 2000 • 200 PÁGS. • BROCHURA COM SOBRECAPA EM PAPEL VEGETAL COLORIDO • 14 X 21CM

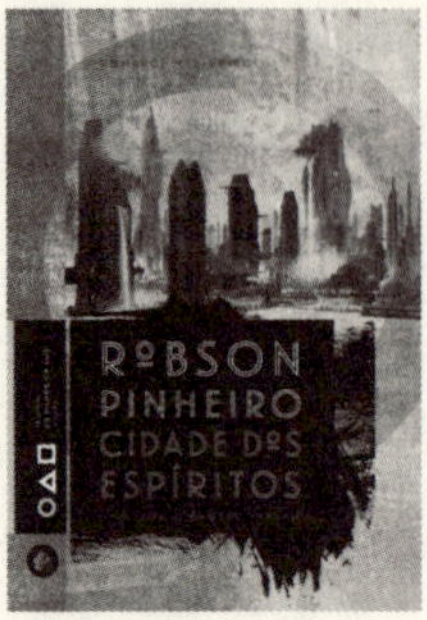

Cidade dos espíritos | *Trilogia Os Filhos da Luz, vol.1*
Robson Pinheiro *pelo espírito Ângelo Inácio*

Onde habitam os Imortais, em que mundo vivem os guardiões da humanidade? É um sonho? Uma miragem? Não! É Aruanda, a cidade dos espíritos, onde orientadores evolutivos do mundo vivem, trabalham e, de lá, partem para amparar, socorrer, influenciando os destinos dos homens muito mais do que estes imaginam.

ISBN: 978-85-99818-25-1 • ROMANCE MEDIÚNICO • 2013 • 460 PÁGS. • BROCHURA • 16 X 23CM

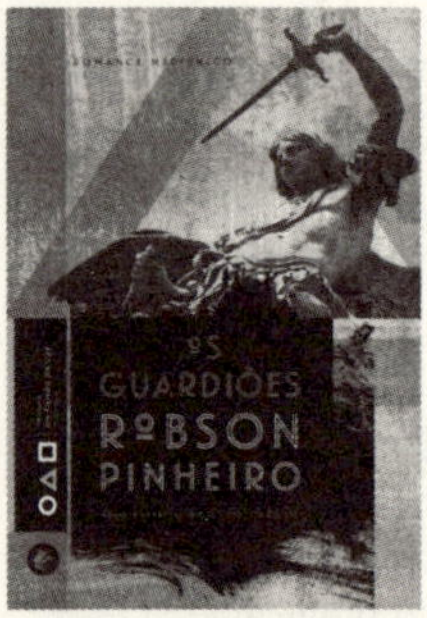

Os guardiões | *Trilogia Os Filhos da Luz, vol.2*
Robson Pinheiro *pelo espírito Ângelo Inácio*

Se a justiça é a força que impede a propagação do mal, há de ter seus agentes. Quem são os guardiões? A quem é confiada a responsabilidade de representar a ordem e a disciplina, de batalhar pela paz? Cidades espirituais tornam-se escolas que preparam cidadãos espirituais. Os umbrais se esvaziam; decretou-se o fim da escuridão. E você, como porá em prática sua convicção em dias melhores?

ISBN: 978-85-99818-28-2 • ROMANCE MEDIÚNICO • 2013 • 474 PÁGS. • BROCHURA • 16 X 23CM

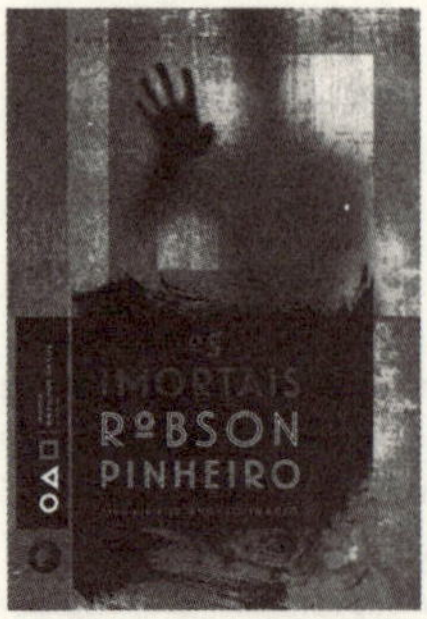

Os imortais | *Trilogia Os Filhos da Luz, vol.3*
Robson Pinheiro *pelo espírito Ângelo Inácio*

Os espíritos nada mais são que as almas dos homens que já morreram. Os Imortais ou espíritos superiores também já tiveram seus dias sobre a Terra, e a maioria deles ainda os terá. Portanto, são como irmãos maisvelhos, gente mais experiente, que desenvolveu mais sabedoria, sem deixar, por isso, de ser humana. Por que haveria, então, entre os espiritualistas tanta dificuldade em admitir esse lado humano? Por que a insistência em ver tais espíritos apenas como seres de luz, intocáveis, venerandos, angélicos, até, completamente descolados da realidade humana?

ISBN: 978-85-99818-29-9 • ROMANCE MEDIÚNICO • 2013 • 443 PÁGS. • BROCHURA • 16 X 23CM

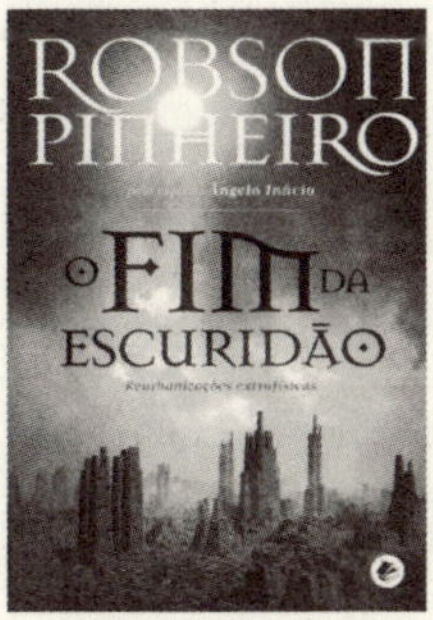

O fim da escuridão | *Série Crônicas da Terra, vol.1*
Reurbanizações extrafísicas
Robson Pinheiro *pelo espírito Ângelo Inácio*

Os espíritos milenares que se opõem à política divina do Cordeiro – do *amai-vos uns aos outros* – enfrentam neste exato momento o fim de seu tempo na Terra. É o sinal de que o juízo se aproxima, com o desterro daquelas almas que não querem trabalhar por um mundo baseado na ética, no respeito e na fraternidade.

ISBN: 978-85-99818-21-3 • ROMANCE MEDIÚNICO • 2012 • 400 PÁGS. • BROCHURA • 16 X 23CM

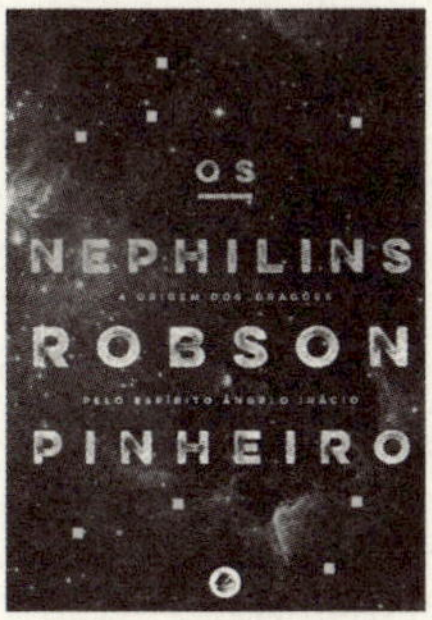

Os nephilins | *Série Crônicas da Terra, vol.2*
A origem dos dragões
Robson Pinheiro *pelo espírito Ângelo Inácio*

Receberam os humanoides a contribuição de astronautas exilados em nossa mocidade planetária, como alegam alguns pesquisadores? Podem não ser Enki e Enlil apenas deuses sumérios, mas personagens históricos? Desse universo em que fatalmente se entrelaçam ficção e realidade, mito e fantasia, ciência e filosofia, emerge uma história que mergulha nos grandes mistérios.

ISBN: 978-85-99818-34-3 • ROMANCE MEDIÚNICO • 2014 • 480 PÁGS. • BROCHURA • 16 X 23CM

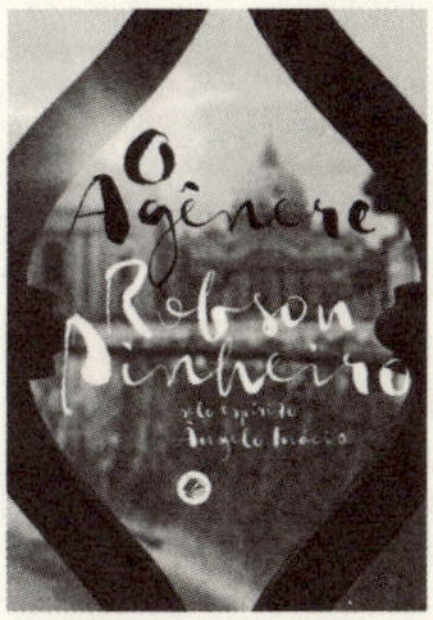

O Agênere | *Série Crônicas da Terra, vol.3*
Robson Pinheiro *pelo espírito Ângelo Inácio*

Há uma grande batalha em curso. Sabemos que não será sem esforço o parto da nova Terra, da humanidade mais ciente de suas responsabilidades, da bíblica Jerusalém. A grande pergunta: com quantos soldados e guardiões do eterno bem podem contar os espíritos do Senhor, que defendem os valores e as obras da civilização?

ISBN: 978-85-99818-35-0 • ROMANCE MEDIÚNICO • 2015 • 384 PÁGS. • BROCHURA • 16 X 23CM

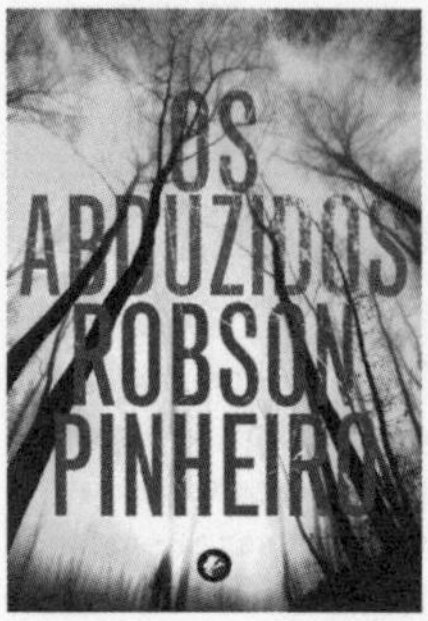

Os abduzidos | *Série Crônicas da Terra, vol. 4*
Robson Pinheiro *pelo espírito Ângelo Inácio*

A vida extraterrestre provoca um misto de fascínio e temor. Sugere explicações a avanços impressionantes, mas também é fonte de ameaças concretas. Em paralelo, Jesus e a abdução de seus emissários próximos, todos concorrendo para criar uma só civilização: a humanidade.

ISBN: 978-85-99818-37-4 • ROMANCE MEDIÚNICO • 2015 • 464 PÁGS. • BROCHURA • 16 X 23CM

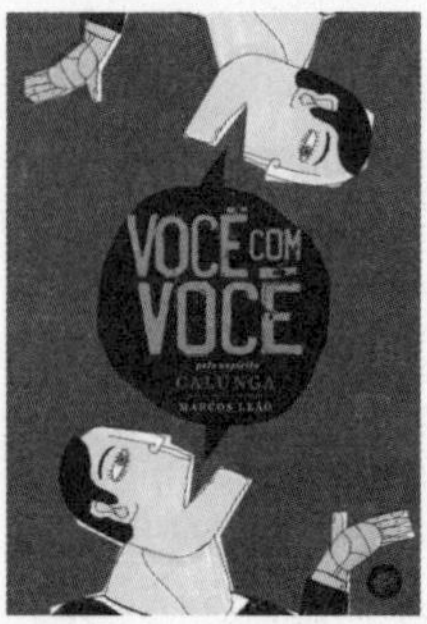

Você com você
Marcos Leão *pelo espírito Calunga*

Palavras dinâmicas, que orientam sem pressionar, que incitam à mudança sem engessar nem condenar, que iluminam sem cegar. Deixam o gosto de uma boa conversa entre amigos, um bate-papo recheado de humor e cheiro de coisa nova no ar. Calunga é sinônimo de irreverência, originalidade e descontração.

ISBN: 978-85-99818-20-6 • AUTOAJUDA • 2011 • 176 PÁGS. • CAPA FLEXÍVEL • 16 X 23CM

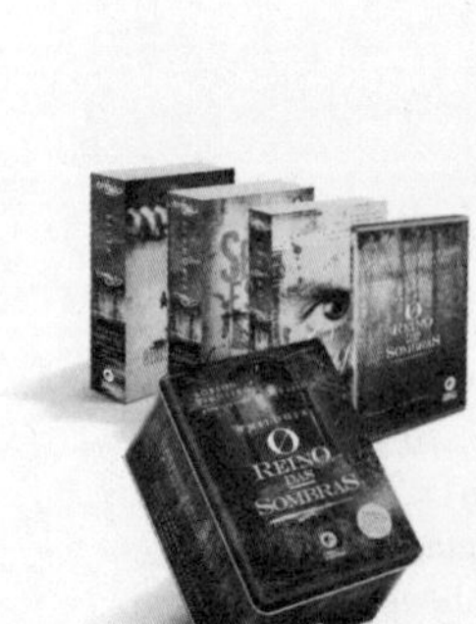

Trilogia O reino das sombras | *Edição definitiva*
Robson Pinheiro *pelo espírito Ângelo Inácio*

As sombras exercem certo fascínio, retratado no universo da ficção pela beleza e juventude eterna dos vampiros, por exemplo. Mas e na vida real? Conheça a saga dos guardiões, agentes da justiça que representam a administração planetária. Edição de luxo acondicionada em lata especial. Acompanha entrevista com Robson Pinheiro, em cd inédito, sobre a trilogia que já vendeu 200 mil exemplares.

ISBN: 978-85-99818-15-2 • ROMANCE MEDIÚNICO • 2011 • LATA COM *LEGIÃO, SENHORES DA ESCURIDÃO, A MARCA DA BESTA* E CD CONTENDO ENTREVISTA COM O AUTOR

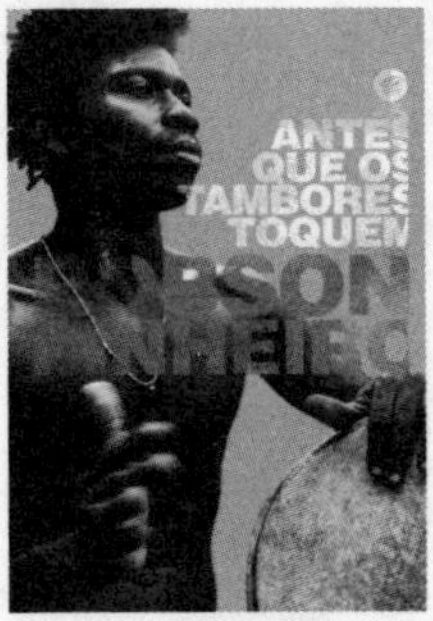

Antes que os tambores toquem
Robson Pinheiro *pelo espírito Ângelo Inácio*

Depois de ser promovido, Erasmino resolve comemorar. A orgia era para ser uma grande festa, mas se transforma em pesadelo. Até encontrar esclarecimento na umbanda e no espiritismo, conforme narra o sucesso *Tambores de Angola*, vários acontecimentos o levam ao universo de pretos-velhos, caboclos, terreiros e orixás. *Antes que os tambores toquem* é a história do *Tambores*, antes do *Tambores*.

ISBN: 978-85-99818-53-4 • ROMANCE MEDIÚNICO • 2015 • 328 PÁGS. • BROCHURA • 16 X 23CM

Outros canais

Programas de rádio

Toda semana, o médium Robson Pinheiro e Marcos Leão, autor da Casa dos Espíritos, abordam temas atuais acerca de holística e espiritualidade em dois programas. Participação de Leonardo Möller, editor da Casa dos Espíritos e do *coach* Charles Peterson.

Além da Matéria
Programa inédito: segunda-feira, às 14h
Rede Boa Nova de Rádio
São Paulo: AM 1450
Sorocaba: AM 1080
Em todo o Brasil pela parabólica e também em www.radioboanova.com.br
Consulte no site as demais frequências: RJ, RS, PE e BA.

Horizontes
Programa inédito: quinta-feira, às 22h
Rádio Mundial
São Paulo: FM 95,7 e AM 660
www.radiomundial.com.br/podcast

Visite-nos na internet

Acesse **www.casadosespiritos.com**
e cadastre-se para manter-se informado sobre eventos, promoções e lançamentos. Acesse também para seguir-nos nas redes sociais:

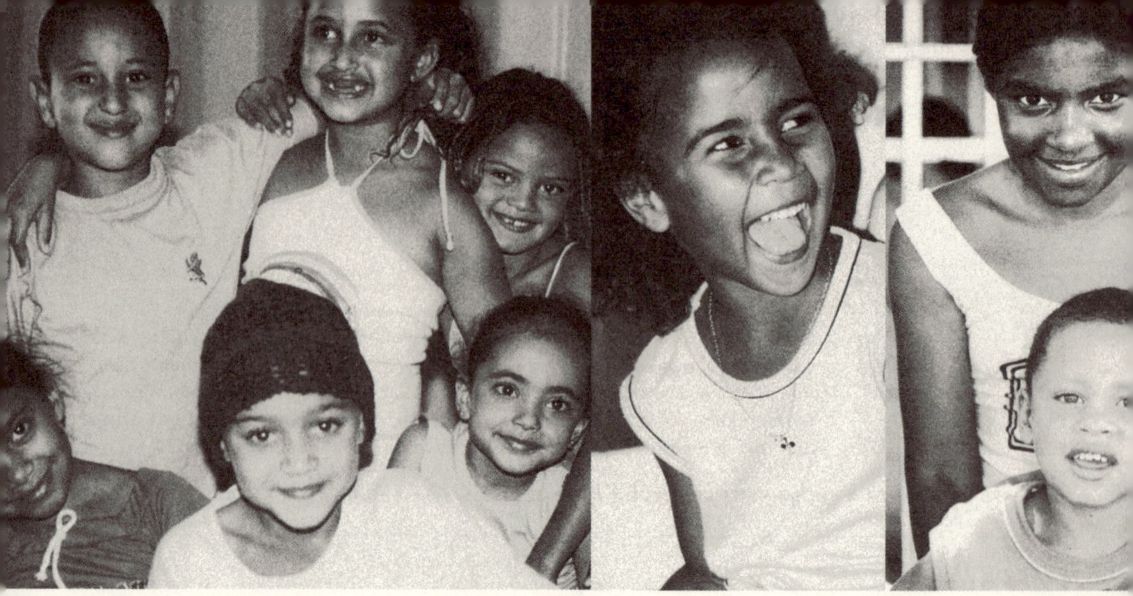

Responsabilidade Social

A Casa dos Espíritos nasceu, na verdade, como um braço da Sociedade Espírita Everilda Batista, instituição beneficente situada em Contagem, MG. Alicerçada nos fundamentos da doutrina espírita, expostos nos livros de Allan Kardec, a Casa de Everilda sempre teve seu foco na divulgação das ideias espíritas, apresentando-as como caminho para libertar a consciência e promover o ser humano. Romper preconceitos e tabus, renovando e transformando a visão da vida: eis a missão que a cumpre com cursos de estudo do espiritismo, palestras, tratamentos espirituais e diversas atividades, todas gratuitas e voltadas para o amparo da comunidade. Eis também os princípios que definem a linha editorial da Casa dos Espíritos. É por isso que, para nós, responsabilidade social não é uma iniciativa isolada, mas um compromisso crucial, que está no DNA da empresa. Hoje, ambas instituições integram, juntamente com a Clínica Holística Joseph Gleber e a Aruanda de Pai João, o projeto denominado Universidade do Espírito de Minas Gerais — UniSpiritus —, voltado para a educação em bases espirituais *[www.everildabatista.org.br]*.